COMMENTAIRES

SUR

LES APHORISMES

D'HIPPOCRATE.

SECTIONS SEPTIÈME ET HUITIÈME.

PARIS.—IMPRIMERIE DE COSSON,
Rue Saint-Germain-des-Prés, nº 9.

NOUVELLE TRADUCTION

DES APHORISMES

D'HIPPOCRATE,

ET

COMMENTAIRES

SPÉCIALEMENT APPLICABLES A LA MÉDECINE DITE CLINIQUE, AVEC LA DESCRIPTION DE LA PESTE D'ATHÈNES TRADUITE DE THUCYDIDE, ET DES EXTRAITS D'HIPPOCRATE, DE GALIEN, AUXQUELS ON A JOINT UNE TABLE ANALYTIQUE ET RAISONNÉE DES MATIÈRES CONTENUES DANS LES HUIT SECTIONS DES APHORISMES, CLASSÉES EN FORME DE DICTIONNAIRE, SUIVANT L'ORDRE ALPHABÉTIQUE.

PAR M. LE CHEVALIER DE MERCY,

Docteur en médecine de la Faculté de Paris, professeur particulier de médecine grecque, membre associé et honoraire de plusieurs Académies, médecin du Bureau de charité du huitième arrondissement.

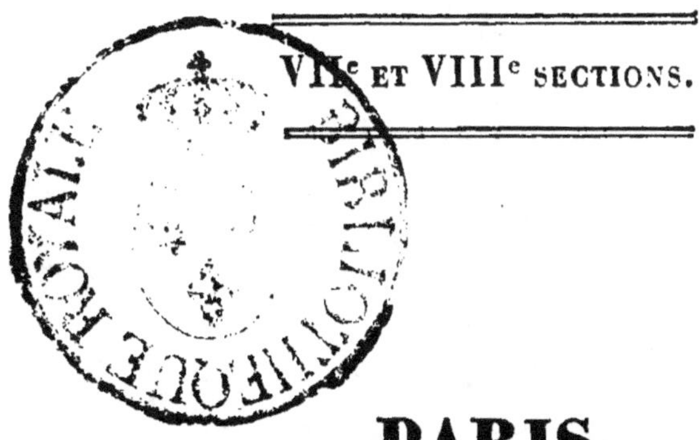

VIIe ET VIIIe SECTIONS.

PARIS,

BÉCHET JEUNE, LIBRAIRE,

PLACE DE L'ÉCOLE-DE-MÉDECINE, N° 4.

M DCCC XXIX.

AVERTISSEMENT.

———

L'EXTRÊME importance du sujet, la variété des matières traitées en général dans
cet ouvrage, le désir d'approfondir les
questions les plus difficiles, ou du moins
de donner autant que possible leur solution, sans sortir des limites prescrites par
le plan même de l'auteur, et le soin de se
borner à l'explication pure et simple des
aphorismes, selon l'esprit des écrits du
père de la médecine, tels sont les motifs
qui m'ont fait ajouter plusieurs mémoires
à ce second volume. Le premier, offrant
pour complément des documens utiles, je
dirai même indispensables, sur l'utilité de
la lecture et de l'étude des auteurs classiques, les preuves ne doivent pas ici être
purement des opinions ou dissertations
scolastiques. Trop de systèmes nous dé-
bordent de toutes parts pour oser hasarder

A

quelque chose de nouveau en ce genre ; il
s'est agi bien plutôt de remonter à la source
des innovations, et de prouver comment
tous ou presque tous les auteurs anciens
ou nouveaux se sont copiés ; et assurément
il est assez remarquable que le seul traité
de Flatibus d'Hippocrate, dont j'ai donné
l'analyse à la tête du premier volume, renferme les premières idées des systèmes de
médecine, déjà inventés par les Asclépiade,
les Thémison, les Vanhelmont, les Paracelse, les Sthal, les Baglivi, les Sydenham,
les Boërhaave, les Vanswieten, les Sauvages, les Cullen, les Stool, les Brown,
au point même de ramener toutes les clas-
sifications à un genre unique de maladies,
comme le veut M. Broussais ; savoir : la
fièvre par l'inflammation. Comme l'analyse
que j'ai donnée dudit traité est traduite
fidèlement du grec, chacun pourra facilement se convaincre, qu'à l'exception de
quelques mots ajoutés pour l'intelligence
même du texte, tout ce qui concerne les
idées systématiques, appartient en propre à son auteur. Il serait hors de mon

sujet d'entrer dans de plus longues explications. Je dirai même que la difficulté des
temps où nous avons vécu, m'excusera de
chercher tous les moyens possibles de convaincre les jeunes élèves, des erreurs où une
fausse route peut les entraîner.

C'est ici qu'il me faut avouer, avec un
poëte célèbre, les justes motifs de mes
réclamations :

Quippe ubi fas versum atque nefas : tot bella per orbem :
Tam multæ scelerum facies : non ullus aratro
Dignus honos.

Nous avons vécu au milieu de guerres
désastreuses ; les études ont été interrom-
pues ; la plupart des jeunes gens, appelés
aux armées, n'ont pu prendre le goût des
auteurs classiques : c'est le plus grand mal-
heur des grandes crises des empires ; il en
résulte ensuite la confusion des idées morales et politiques, du bien et du mal, du
juste et de l'injuste : par le défaut de cette
éducation classique qui attache aux lois
et aux institutions, les bornes une fois ar-
rachées, on ne sait plus où les replacer. Il
n'y aurait pas aujourd'hui de principes cer-

tains dans la pratique de la médecine, si le célèbre auteur des aphorismes ne nous eût laissé les exemples les plus parfaits dans ce genre de composition, modèles de ceux qui nous suivront. Disons-le encore, et ne craignons pas de le répéter, si l'incertitude est un grand tourment pour les particuliers, elle est un plus grand tourment pour les empires. De là résulte pour les âmes communes une attente inquiète; pour les âmes pusillanimes le découragement; pour les âmes ambitieuses l'audace des entreprises téméraires et désorganisatrices. Et comment jouir de quelque tranquillité au milieu de craintes et de projets, de contradictions et de réclamations sans nombre, qui résultent nécessairement de cette incertitude des doctrines qui se combattent mutuellement? Pour nous, où trouverons-nous un code plus complet des principes invariables de la science la plus utile à l'humanité? Et néanmoins la frivolité, à défaut de plus grande instruction, s'attache à verser le ridicule et la dérision sur la connaissance d'une langue savante et indispensable à la méditation des chefs-d'œuvre de nos auteurs classiques!

Je n'ai pas dû essayer de descendre à des raisonnemens et à des discussions inutiles pour approfondir un sujet si fertile lui-même en explications ; je l'ai élucidé dans des mémoires qui ont complété tous les renseignemens qu'il était nécessaire de mettre au jour pour achever mon ouvrage. C'est pourquoi j'ai donné une traduction très-fidèle de la peste décrite par Thucydide, n'ayant d'autre but que de répondre toujours par des faits, aux incroyables prétentions des hommes qui nient la contagion. En démontrant aussi que le défaut de lecture des auteurs classiques, mène droit au matérialisme, j'ai dû présenter à l'appui de mon assertion l'analyse de deux traités de Galien, qui offrent en effet tout l'opposé de nos traités d'anatomie les plus modernes. Il eût été impossible d'intercaler aucune de ces analyses dans les commentaires sur les aphorismes, quoique leur objet y fût tellement coordonné, qu'il a été indispensable de l'indiquer dans la table analytique même

des aphorismes. Si en effet l'on nie la **conta-**
gion, il est évident que les crises sont des
chimères ; que la peste ne présentera jamais d'exemples de guérisons ; mais si une
mortalité aussi terrible qu'inexplicable
élude tous les secours humains, ce n'est
plus la faute de la médecine, si les ressources
de l'art sont stériles, comme dans la peste
décrite par Thucydide. Toutefois nous
voyons dérouler d'autres tableaux de maladies à peu près semblables décrites par
Hippocrate ; alors l'observation la plus
exacte des crises a conduit ce père de la
médecine à noter nécessairement les jours
critiques. Voilà ce que l'on conteste aujour-
d'hui, contre les faits qui nous ont été transmis avec une si grande fidélité, au point que
les fièvres putrides et malignes, inflammatoires et bilieuses, sont aussi distinctes par
leur description, que la pleurésie et la péripneumonie. Les exemples sont sous nos
yeux ; ils sont attestés par le père de la médecine. Eh bien ! l'on vous dit aujourd'hui
qu'Hippocrate est un *Ontologiste* ; et si l'on
demandait la définition de ce mot à celui qui

le répète, ce serait sa propre condamnation, tandis qu'il ne saurait peut-être se rappeler son *origine technique*. Mais comme la médecine n'a pas été inventée à plaisir par Hippocrate, que les traités du régime dans les maladies aiguës et les épidémies s'accordent parfaitement avec nos observations modernes, après plus de deux mille ans ; tandis que les aphorismes qui y sont applicables, nous ont été transmis par le divin vieillard, suivant les invariables principes de sa doctrine ; il en résulte nécessairement, que la lecture et l'explication de ces traités sont indispensables au médecin, qui doit non-seulement les avoir étudiés au lit des malades, mais encore se les rappeler après en avoir été instruit préliminairement par la lecture et l'explication du texte même qui les représente. J'ai donc démontré l'utilité et la nécessité indispensables de faire régulièrement un cours d'Hippocrate, en faveur des élèves en médecine.

Quant à la proposition inconvenante de faire créer une chaire d'Hippocrate, comme me l'a écrit très-naïvement un certain au-

teur : voici la source où j'ai puisé cette proposition si inconvenante aux yeux des novateurs, qui se scandalisent fort malheureusement dans un moment où il serait si
nécessaire de se joindre à moi, au lieu de
me combattre, pour ne point perdre de
vue les vrais principes de la science médicale. Je cite d'après un auteur célèbre : il
s'agit uniquement des livres d'Hippocrate :

« Meritò itaque hosce libros de no-
bilissimâ ac ferè divinâ medicinæ
parte, nunc in publicum evulgandos,
vobis Senatoribus humanissimis (quo-
rum magnificentiam, sapientiam, jus-
titiam, humanitatem, prudentiam,
omnes nationes maximè admirantur,
venerantur, suspiciunt), dedicandos
duxi. Ut câ ratione, quandoque etiam
appareat, quantoperè istius Patavini
gymnasii medicinæ studiosis utile fo-
ret, ac quantùm ejusdem studii orna-
mentum, atque perfectio augeretur,

si unà cùm aliis partibus medicinæ hæc *unaquoque ad prognosticum pertinens, ceteris nobilior, omninò medicis necessaria, publicè in eodem gymnasio doceretur.* Qui non avidissimè audirent libros *Prognosticorum* Hippocratis, atque libros *Morborum Epidemiorum ?* Illos tanquam prædicendi rationis præcepta continentes, atque hos tanquam casus peculiares, in quibus studiosi ac prædicendi praxin seipsos exerceant. Undique (auderem affirmare) medicinæ studiosi Patavium confluerent, ut præter alias medicinæ partes, prognosis quoque ad medicinam *summæ utilitatis,* ac *splendoris facultatem, quæ olim à primariis medicis jure merito,* in hoc studio *tractabatur, intelligere possent.* Interìm, Viri illustrissimi hosce libros Vobis, à me devotissimè dicatos, hilari ac

perbenigno vultu accipite. At si quid ex
ipsis ornamenti ad artis medicæ studio-
sos ac commodi aperiatur in hoc ves
tro disciplinarum omnium emporio,
denuò vel *restituendum*, vel potiùs
*instaurandum, summæ prudentiæ
vestræ judicium esto.* Deum opti-
mum maximum precor, ut Vos et Rei-
publicæ vestræ felicissimæ, et huic Pa-
tavino gymnasio perpetuis annis tuea-
tur, incolumes et fortunatos.

Illustrissimis ac sapientissimis Senatoribus,
triumviris litterariis,

PROSPER ALPINUS

S. D.

De præsagiendâ vitâ et morte ægrotantium,
libri septem,
cùm Præfatione Hermanni Boerhaave.

Textum recensuit, passim emendavit, supplevit, citata Hippocratis *Loca* accurravit,

HIERONY.-DAV. GAUBIUS, M. D.

cùm capitum et rerum duplici Indice,
Hamburgi, MDCCXXXIV.

Les lecteurs instruits qui liront cette dédicace et celle de Gaubius, qui est aussi à la tête de ce volume, et adressée à Boerhaave, m'absoudront sans doute, sur les motifs d'utilité du rétablissement d'une chaire d'Hippocrate déjà créée, mais non gérée, lorsqu'ils sauront que c'est surtout après avoir traduit en français, et avoir mis au jour le texte des œuvres du père de la médecine, que j'ai fait la proposition de donner une plus large base à la science médicale, en expliquant directement et publiquement le texte d'Hippocrate, dont l'utilité générale, certes, ne paraît pas ici douteuse.

Mais ce qui n'était réellement exprimé que sous la forme d'un vœu, relativement à la création, ou plutôt à la restauration de l'institution hippocratique, d'après le passage latin que j'ai cité, fut effectivement jugé utile et accordé ainsi qu'il suit : p. 369,

« *Quid igitur dicendum? Annon Hippocratis artis medicæ dogmata verissima ac certissima scripsit? annon hæc ipsa Galenus plane confirmavit? Certè quidem; neque ad contrarium demonstrandum rationes adductæ, et veritatem hanc obscurare poterunt, si, ut Alexander Massaria, medicus hujus ætatis eximius, nobis hac ætate in hoc gymnasio concessus, ut Hippocratis Galenique veterem medendi artem, à multis medicis, variis temporibus obscuratam, ac maximè vitiatam, pristino candori restituat, ac illustret; quem medici ingenui, ac innocentes, veteris medicinæ studiosi, summis laudibus merito perpetuo extollunt, ipsiusque de hác ipsá medendi arte clará, posteris ab ipso relicta monumenta maximè suspiciunt, admirántur, non indigna ut antiquorum medicorum illorum, qui olim suprà omnes claruerunt, scriptis comparentur. Quod si antea exitium non prædixerint, ipsorum aut ignorantiæ, aut negligentiæ mortem omnes adscribunt, interiisseque medicorum causa pro certo habent.* P. 3.

Medicæ artis principi.

Hermannus Boerhaave.

Fautori suo æternum venerando,

Hyeronymus David Gaubius,

perpetuam felicitatem.

C'est donc sous les auspices des plus célèbres médecins, que je demande le rétablissement de la chaire d'Hippocrate créée en France par des lois et ordonnances, au sujet de l'inexécution desquelles, j'ai le droit de soutenir « que tout fait quelconque de l'homme, qui cause à autrui un dommage, oblige celui par la faute duquel il est arrivé à le réparer. »

GAZETTE LITTÉRAIRE

de Goetingue.

Année 1818, page 1992 : « L'auteur a collationé dix-neuf manuscrits pour les prognostics, et huit pour les prorrhétiques. Nous sommes, au reste, entièrement d'accord avec M. Bosquillon quand il dit : que le texte et le sens d'Hippocrate ont beaucoup gagné par les savans travaux de M. de Mercy; et nous l'engageons beaucoup à continuer et à achever l'estimable ouvrage qu'il a commencé. « On lit dans un second article, page 1840, même année : » Au sujet des *Prognostics* de Cos, l'auteur, déjà avantageusement connu par ses traductions du père de la médecine, ne cesse pas, au grand plaisir des amis d'Hippocrate, de gagner sur ce champ, de nouveaux lauriers. Il parle en connaisseur des traductions latines et françaises ; il n'a rien négligé pour collationner les manuscrits dont il donne le détail dans ses dissertations sur ces mêmes manuscrits. Les notes critiques qu'il a ajoutées méritent autant de considération que ses observations sur les *Prognostics*. L'analyse a été faite par l'auteur, d'après Duret, dont les explications sont regardées comme un chef-d'œuvre ; surtout l'analyse des chapitres, p. 44 et suivantes, est claire et très-propre au sujet. La traduction française se trouve en regard du texte de 649 paragraphes. Des pages 319 à 414 suivent

les *Notæ in varias lectiones et in textum.*
Le même auteur fit imprimer en 1817,
dans le même format, la nouvelle traduction avec des commentaires sur les aphorismes des trois premières sections ; (deux
autres volumes ont paru sur la quatrième).
Les mêmes savans avaient dit, au sujet
du texte des aphorismes grecs d'Hippocrate et de la traduction latine et française : « Les aphorismes viennent de recevoir de M. de Mercy, qui a déjà bien mérité de l'ouvrage d'Hippocrate sur les épidémies, un nouvel éclat qui honore l'un et
l'autre. L'habile et laborieux auteur a con-
sulté plus de trente manuscrits de la Bibliothèque du roi, ce qui a contribué beaucoup
à la bonté du texte. La bibliothèque de Fa-
bricius (*bibliotheca græca*), même depuis
l'édition du laborieux Harles, pourrait profiter de maintes corrections qui se trouvent
dans cette édition. L'érudition, la connaissance de la langue grecque et un jugement
sain, rendent l'auteur et l'édition recom-
mandables. »
Mais, dans l'intérêt général, je com-

bats une usurpation d'autant plus préju-
diciable à l'instruction publique, qu'elle
s'oppose directement à la lecture et à l'explication des auteurs classiques; usurpation
d'autant plus détestable que la honte et le
mépris rejailliraient à l'avenir sur tous ceux
qui, par amour des lettres, consumeraient
sans fruit leur temps et leurs veilles dans
de hautes études en médecine, au lieu
d'être encouragés publiquement, comme
cela s'est toujours pratiqué dans la capitale
des sciences. En un mot, cet amour des
lettres qui entretient le feu sacré chez tous
les peuples civilisés, est ici l'objet de tous
nos vœux ; et l'unique but de nos travaux.
(Voyez le *Mémoire sur le Danger des Innovations*, et la Préface ; vol. I, sect. v,
p. xxv et lij).

COMMENTAIRES

SUR

LES APHORISMES

D'HIPPOCRATE.

SECTION SEPTIÈME.

APHORISME PREMIER.

Dans les maladies aiguës, le refroidissement des extrémités est un mauvais signe.

Le refroidissement des pieds et des mains est un très-mauvais signe dans la pleurésie, la péripneumonie, la gastrite aiguë, la squinancie, l'érysipèle de la face, l'entérite, l'iléus ou passion iliaque, le choléra-morbus, etc. Il en est de même pour les convulsions, l'apoplexie et la paralysie, quoique par des causes différentes. Dans les accès d'hystérie, par exemple, les pieds et les mains sont non - seulement froids, mais encore insensibles. On brûle, on cautérise la peau des paralytiques et des épileptiques, sans leur occasioner la moindre douleur. Le médecin observateur doit faire attention à la marche naturelle des maladies aiguës, parce que, si elle est régulière, une chaleur douce et égale annonce une distribution à peu près générale des fluides, tandis que le froid des extrémités désigne plutôt le refoulement des forces, et la rétrogradation des humeurs vers les organes internes. Lorsqu'un malade a le nez retiré ou déformé, les oreilles et les lèvres froides et livides, il est affecté mortellement. Toutefois, les ongles seulement bleuâtres avec froid aux mains, désignent la récrudescence des paroxysmes, vers la fin des fièvres bilieuses continues. Ce sont aussi des symptômes d'empyème dans les maladies de poitrine ou du foie, quand il y a des sueurs vagues, de la fièvre et des frissons. Si on s'aperçoit d'un grand refroidissement des pieds et des mains, au commencement ou entre les accès d'une fièvre rémittente ou intermittente, avec un pouls très-faible, c'est un mauvais signe ; il faut s'empresser de donner le quina en décoction, et, mieux encore, le sulfate de kinine, trois ou quatre grains, et trois doses par jour. C'est donc dans l'observation exacte de la nature de la maladie, et surtout d'après ses caractères nosologiques ou nosographiques, que l'on pourra plus facilement prévenir ou détruire ses complications ou sa malignité, et arrêter le danger de sa marche progressive. Ainsi, par exemple, s'il y avait des signes patens d'inflammation à l'estomac, ou au foie, ou aux intestins, les meilleurs calmans et antispasmodiques pour faire cesser ici le refroidissement des pieds et des mains et pour ranimer le pouls même faible, seraient assurément la saignée du bras réitérée, les sangsues, les bains émolliens, puis les opiacés, les lavemens.

Mais il survient aussi des crises dans les maladies aiguës, et souvent le refroidissement des mains en est un signe précurseur, comme dans le vomissement de bile et les déjections alvines. Les sueurs froides même peuvent survenir sans un danger évident; ce qu'il faut bien discerner pour ne pas agir témérairement dans cette circonstance. Le célèbre Galien a reconnu une hémorrhagie du nez, au moment où d'autres médecins se préparaient à faire une ample saignée du bras, qui eût évidemment été nuisible, comme il l'affirme lui-même dans ses *Commentaires*. Le même auteur dit avoir vu un malade attaqué de fièvre avec délire depuis treize jours, et qui ayant rendu environ quatre livres de sang par le nez, fut aussitôt guéri. **Lib. ii**, *de Motu muscul*, cap. 6.

APHORISME II.

UNE chair livide sur un os malade, est de mauvais augure.

DANS les fractures, rien n'est plus ordinaire que de voir des chairs fongueuses s'élever sur les os dénudés, surtout, lorsque des esquilles doivent sortir. Ces chairs sont mollasses, insensibles en général, lisses, d'un tissu non organisé et laissant échapper du sang au lieu de pus. On ne peut méconnaître à ces caractères, l'existence d'un corps étranger dans la plaie. Lorsqu'on réprime ces chairs par le caustique, ou qu'on les enlève avec l'extrémité de la spatule, elles ne tardent pas à reparaître, tant que la cause interne qui s'oppose à la cicatrisation, n'est pas détruite. Les sarcotiques et épulotiques si vantés autrefois, sont ici inutiles. Il ne faut pas laisser ignorer d'ailleurs que « l'application des corps gras ne convient pas dans les inflammations, ou lorsqu'il y a des humeurs impures ou putréfiées même dans les plaies simples. Pour combattre l'inflammation, il faut des rafraîchissans ; pour les humeurs impures et la putridité,

il faut des stimulans, des excitans et des mondifi-
catifs. Quand il s'agit d'incarner les plaies, les
corps gras et onctueux facilitent surtout la prompte
régénération des chairs, mais la charpie sèche
suffit ordinairement. » Hipp., *Traité des Affections
internes*, § 76.

On ne peut disconvenir que les corps gras, tels
que les emplâtres et les onguens suppuratifs, n'aient
été fort en vogue autrefois, pour le traitement des
plaies et blessures. Dessault en a beaucoup res-
treint l'usage. On traite avec la charpie sèche et
les cataplasmes adoucissans, les plaies les plus
graves, et les fractures, au moyen des fomentations
d'eau de guimauve. Mais, en général, on ajoute à
la décoction d'herbes émollientes, quelques gouttes
d'eau-de-vie camphrée, dont on imbibe des compresses pliées en plusieurs doubles, par-dessus lesquelles on applique des bandes artistement rou-
lées pour contenir les extrémités des os fracturés.
La prescription des corps gras est ainsi bornée à
des cas prévus. Quand au contraire la lividité des
chairs et de la peau, ou des phlyctènes se présentent dans les plaies et blessures, il faut faire
de profondes incisions et scarifications, retirer les
esquilles d'os qui piquent ou irritent les nerfs ; et
d'abord lier les vaisseaux pour prévenir l'hémorrhagie ou la supprimer. Enfin, il est quelquefois utile de saupoudrer la plaie, de quina ; et
d'appliquer des spiritueux, ou de la cautériser

pour prévenir la gangrène, ou pour l'arrêter dans sa marche rapide et empêcher le sphacèle ; sinon, il faut en venir à l'amputation du membre, ou à l'extirpation de la partie malade, pour sauver la vie du blessé. Dans ce cas, la suppuration est ordinairement sanieuse, fétide, et s'échappe par torrent. Tant que cette matière est très-abondante, il n'y a nul moyen d'espérer la guérison ; en cas de lésion des viscères, il peut en résulter des abcès fistuleux, par lesquels s'échappent les matières excrémenteuses, biliaires ou urinaires, tandis que les cartilages ou les os s'exfolient : la plaie se ferme ensuite par des adhérences avec les parties voisines. Lorsque, au contraire, la plaie tend à une prompte cicatrisation, on voit des bourgeons charnus, grenus, fortement adhérens aux os, s'élever du fond et des bords de la plaie, de la circonférence au centre. Un pus blanc, épais, égal, uni, bien lié, sans odeur, entretient la mollesse des chairs, jusqu'à ce qu'elles se réunissent parfaitement, et qu'une cicatrice d'une bonne couleur les recouvre ; car, si elle est bleuâtre, ou saignante, ou très-mince, sans consistance, et la chair qui la recouvre, livide, on doit s'attendre à la récidive ou à un ulcère. Quand les chairs repullulent sur les os, ou s'élèvent subitement, le moyen le plus simple est de les réprimer par le nitrate d'argent fondu, la poudre d'alun brûlé, ou le sang de dragon et la charpie sèche.

APHORISME III.

Le hoqnet et la rougeur des yeux succédant au vomissement, sont de sinistres
présages.

Le vomissement excité par quelque cause, au
point de produire la rougeur des yeux, est très-
grave; il ne peut guère être tel, que dans l'iléus
ou volvulus, occasioné par l'invagination intestinale et la hernie étranglée. L'empoisonnement,
et l'inflammation de l'estomac et des intestins
s'annoncent aussi par le hoquet; il en est encore de même de l'excessive irritation des reins et
du foie. On ne craint pas le vomissement par lui-
même, quand il ne provient pas de la phlegmasie
des viscères, quoique nous le voyions excessif dans
le choléra-morbus, et la colique dite de miséréré
ou passion iliaque. La rougeur des yeux indique
ici, selon la pensée de l'auteur, un reflux du sang
vers les parties supérieures, et peut-être une congestion au cerveau; mais le hoquet, produit par
l'inflammation du foie, est aussi un très-mauvais
signe. On ne peut arrêter les funestes effets du vo-

missement, qu'en attaquant la cause principale de la maladie ; si l'on parvient à la détruire, alors tous les accidens cessent. Les effets sympatiques se calment quelquefois par les opiacés et les antispasmodiques ; les bains, la saignée, les sangsues, les cataplasmes. Enfin, la méthode antiphlogistique, les synapismes, les rubéfians, les vésicatoires, sont opposés avec succès aux phlegmasies aiguës : c'est probablement le vomissement qui accompagne ces maladies, qu'Hippocrate a désigné dans son aphorisme. Car, pour les affections chroniques, avec squirrhe de l'estomac et des intestins, cancer ou gangrène et obstrusion des autres viscères du bas-ventre, il faut s'attendre à l'hydropisie ou à des flux dysentériques, cœliaques ou hépatiques, au mélœna, à l'hématémèse ou vomissement de sang, à la lienterie ; et toutes ces maladies dégénérées sont mortelles.

APHORISME IV.

LE frisson après la sueur est mauvais.

LORSQUE le frisson précède la sueur, comme cela arrive ordinairement, on voit bientôt la maladie cesser, parce que le spasme se dissipe promptement par le retour de la chaleur. Les douleurs s'apaisent, l'anxiété diminue, la respiration devient plus facile, les couloirs sont plus libres, les urines et les selles ne tardent pas à paraître. On observe en général cette marche naturelle dans les fièvres intermittentes. Les accès commencent toujours par le frisson et se terminent par les sueurs; le pouls, pendant le froid de la fièvre, est petit, serré, vite, nerveux; il y a des nausées et quelquefois des vomissemens; la peau est froide, rugueuse, contractée. Tout vient ici de l'irritation spasmodique des organes gastriques, et probablement aussi d'un certain principe morbide, répandu dans la circulation générale. Car les fièvres intermittentes sont aussi des maladies essentielles, indépendamment de leurs complications, avec les lésions de fonctions des viscères. Voilà pourquoi la circulation parvient à vaincre les embarras partiels des viscères et à se débarrasser des humeurs superflues et nuisibles : telles sont les sueurs dans les fièvres bilieuses continues. Pendant l'accès de chaud, le pouls est plein, fort et tendu, la peau est sèche, chaude, brûlante, les urines sont rares, rouges, briquetées ; mais bientôt le relâchement général succède à ces deux états, et une sueur universelle, souvent fétide, rétablit l'équilibre dans tous les organes ; en commençant par la peau, qui est alors moite, mais chaude et douce au toucher. Les fièvres aiguës ne présentent point cette succession régulière de symptômes ; mais on s'en aperçoit plus ou moins dans les fièvres d'accès, surtout dans la fièvre tierce. Lors donc que, dans les rémittentes, par exemple, le frisson se réitère bientôt après la sueur, cela annonce une récrudescence ou un nouveau paroxysme, et souvent un état pire, jusqu'à ce que la maladie devienne tout-à-fait continue. Enfin, c'est dans le frisson des fièvres intermittentes, que périssent la plupart des malades et surtout les vieillards. Or, le spasme ne peut être ici vaincu, parce que les forces vitales de l'organe de la circulation sont insuffisantes pour dissiper le frisson ; il faut donc en connaître la nature et la durée. S'il survient dans la pleurésie et la péripneumonie, après la sueur, sans hémorrhagie du nez, c'est un très-mauvais signe ; et s'il se renouvelle souvent, passé le quatorzième jour ou le vingtième, soit dans cette maladie, soit dans

les autres phlegmasies; il faut s'attendre à une
vomique ou à l'empyème ou suppuration interne;
dans les blessures graves, il annonce presque toujours la suppression de la suppuration et la gangrène d'hôpital.

APHORISME V.

La dysenterie, l'hydropisie ou l'extase
survenant dans la manie, sont favorables.

On serait certainement dans l'erreur, si l'on
pensait que les anciens, et surtout Hippocrate, dont
la doctrine sert à interroger particulièrement la
sensibilité des organes, eussent méconnu les effets
sympathiques de l'irritation ou de la lésion des
viscères. Ainsi, par exemple, notre auteur a dit
(*Livre des jours critiques*), relativement au délire
qui se manifeste dans la fièvre ardente, en le rap-
portant à l'irritation produite par la bile sur l'organe hépatique : « Tandis que ce viscère est attaqué de phlegmasie, l'irritation ou fluxion se communique au diaphragme : le malade est pris de
délire; il croit voir des serpens et toute espèce de
bêtes féroces, des soldats armés, et se battre avec
eux; il tient les mêmes discours que s'il les voyait

réellement ; il veut sortir, il menace ceux qui l'en empêchent, il a toujours les pieds froids. Quand il dort, il s'agite et voit en songe des objets qui le remplissent d'effroi. Nous le savons, parce qu'il se réveille en sursaut et épouvanté ; et quand il revient à lui, il raconte ses songes, qui sont analogues à ce que nous lui voyons faire ou nous lui entendons dire. Il arrache des flocons des couvertures, les prenant pour des insectes. » C'est un délire aigu, à peu près comme dans la manie. En effet, il faut souvent lier les maniaques, ou leur mettre la camisole de force pour les contenir et les empêcher de se faire du mal à eux et aux autres. Ils ont de la fièvre, ils sont brûlans et dévorés d'une soif excessive, parlent avec volubilité, et s'agitent sans cesse : leurs yeux sont hagards, étincelans, errans dans leurs orbites ; le visage paraît surtout haut en couleur ; le pouls est plein, fort et tendu. Il n'est donc pas étonnant que le flux dysentérique ou une hémorrhagie du nez, les varices ou les hémorrhoïdes, et surtout la première éruption des règles, soient ici très-favorables. « J'ai souvent vu, dit M. Alibert, survenir dans la dartre squameuse, les phénomènes les plus alarmans. J'ai vu le visage et le corps des malades s'œdématier, et le tissu cellulaire se bouffir et se gonfler par l'irritation herpétique. Nous avons été souvent contraints de traiter des hydrothorax, des ascites, des anasarques, etc. Les douleurs et le prurit s'apaisent alors communément; mais les fonctions internes s'exécutent mal. Combien alors n'avons-nous pas eu à gémir des métastases dartreuses et des engorgemens considérables, qui s'effectuaient dans les plus nobles viscères de l'économie animale! » (*Id.* tom. 2, pag. 222.)

Les dartres peuvent d'ailleurs se compliquer avec les scrofules, le scorbut, la syphilis : il faut alors employer les spécifiques qui réussissent dans ces genres de virus, tous différens par leurs effets sur les s .. es et les fluides.

« Il est assez ordinaire de voir disparaître tous les caractères extérieurs de l'affection herpétique, sans que cette affection diminue d'intensité et d'énergie. Il arrive même dans ces sortes de cas, des altérations particulières du système nerveux, dont les nosographes ne font aucune mention. Ce désastre a lieu principalement, lorsque les dartres ont été répercutées par une médication imprudente. »

« Nous avons observé successivement trois sujets devenus maniaques, à la suite de ces éruptions trop promptement supprimées. Ce trouble des facultés intellectuelles, s'est spécialement manifesté chez un charretier envoyé de son département à l'hôpital Saint-Louis, comme lépreux, lequel était atteint d'une dartre squameuse humide (*herpe squamosus madidans.*) Cette dartre, qui avait commencé d'abord par n'occuper qu'une très-petite surface, avait gagné peu à peu l'univer-

12*

salité des tégumens. Le dévoiement se déclara ainsi que la fièvre hectique. La respiration était embarrassée, et le danger du malade était à son comble. Tout à coup la nature des symptômes changea : les dartres se séchèrent ; mais cet infortuné perdit absolument l'exercice de sa raison. Son délire était triste ; il versait continuellement des larmes. Il languit encore dans le même état où j'écris ces lignes. L'irritation dartreuse paraît s'être entièrement concentrée sur le cerveau. (*Précis sur les Maladies de la peau*, pag. 324, tom. 1.)

Quant aux aberrations de l'entendement et des idées, c'est de la durée même du délire et de son espèce particulière et périodique, qu'il est permis de concevoir la possibilité de la guérison. Dans la monomanie, il est certain que les méditations profondes, portées jusqu'à l'extase, ne pourraient être favorables. Il faut au contraire distraire autant que possible les maniaques du sujet habituel de leurs idées. Le plus fâcheux est qu'on ne puisse y parvenir, quoiqu'il y ait des succès inespérés en ce genre. Toutefois, l'apathie et une sorte d'idiotisme ont tout à coup été dissipés par une vive frayeur, ou par la vue d'un objet aimé ou vivement désiré, ou par la musique, par le changement d'habitudes ou de climat. En un mot, les passions vives de l'âme peuvent céder subitement à une impression plus forte ; par exemple à une profonde terreur, qui opère en sens inverse sur le cerveau, des effets contraires à une sorte de collapsus ou faiblesse accidentelle. On a vu ainsi les coups de tonnerre et l'électricité, produire de bons effets dans la manie. On conçoit que dans la pléthore sanguine ou séreuse, il puisse survenir des crises matérielles, qui en débarrassant les viscères d'une portion de fluide, qui gênait leurs fonctions, rétablissent l'harmonie entre les viscères et le cerveau qui en reçoit l'influence sympathique. Il y a aussi des maladies nerveuses, telles que l'hystérie, l'hypochondrie, les convulsions, l'épilepsie sympathique, qui donnent lieu à la manie que l'on guérit quelquefois par les saignées réitérées, les bains, les sangsues ; mais le plus ordinairement, elle est alors inguérissable.

APHORISME VI.

Dans les maladies longues, le dégoût et les déjections de bile pure sont de mauvais augure.

Le dégoût peut facilement disparaître dans les maladies aiguës, parce qu'il tient à des causes souvent éphémères ou locales ; ainsi l'inappétence se complique souvent avec l'embarras gastrique ou intestinal dans les fièvres bilieuses, et encore dans un grand nombre d'indispositions ou dérangemens de santé, sans aucune suite fâcheuse ; mais s'il continue après la crise , il présage en général une rechute. Nous avons expliqué dans nos commentaires précédens (*Aphor.* 10, sect. 11), comment en accordant des alimens, on aggravait l'état de souffrance des convalescens : les résultats sont ici à peu près les mêmes. Si , par exemple, dans une gastrite ou gastro-entérite chronique, on surcharge l'estomac, comme il arrive chez les enfans atteints du carreau, ou obstruction des glandes du mésentère , loin de les fortifier, on voit tomber de plus en plus leur embonpoint ; leur ventre grossir, devenir dur comme une pierre, tandis que les extrémités inférieures sont dans le marasme, ainsi que les supérieures. Ce sont ici les bains, les cataplasmes, quelques sangsues au siége, les adoucissans, les gommeux, les mucilagineux, et surtout la privation d'alimens solides, qui peuvent devenir des moyens utiles, entre les mains d'un médecin éclairé pour leur guérison. Autrement, en leur donnant à manger, on les voit dépérir tous les jours et mourir au bout de trois, quatre ou six mois, avec une face hippocratique. Ils vomissent tout ce qu'ils prennent, comme dans le choléra-morbus ; ils sont dévorés d'une soif ardente, ont le ventre brûlant, sont constipés ou rendent des excrémens durs ou entièrement liquides, verdâtres , très-fétides, et s'éteignent ainsi insensiblement. Cela leur arrive aussi, quand ils ont fait un long usage de lait trop ancien ou trop épais, comme chez les nourrices qui élèvent à la fois beaucoup d'enfans, ou qui sont accouchées depuis long-temps. J'ai choisi cet exemple, parce que c'est celui qui se présente le plus souvent dans la pratique médicale. Il y a d'ailleurs une foule de maladies chroniques, où le précepte d'Hippocrate est tout aussi remarquable que dans l'exemple précédent. Ainsi, dans une hépatite chronique, les déjections entièrement liquides, bilieuses, et le dégoût prolongé, annoncent une fin funeste. La maigreur et la toux se joignent ordinairement au flux de ventre-bilieux, qui se change en flux cœliaque, ou hépatique, ou lientérique, et en hydropisie. On ne peut parvenir à sauver les malades, qu'en traitant l'affection particulière à chaque viscère; on applique en général des sangsues sur le siége du mal et à l'anus. On fait usage des vésicatoires topiques, ou des cataplasmes; on donne les eaux minérales acidules; on fait prendre les bains, les antispasmodiques, les diurétiques, les relâchans ou les toniques, les apéritifs ou les opiacés, ou les purgatifs et les vomitifs. On applique des emplâtres fondans sur la tumeur, suivant l'indication que l'on a à remplir. Les moyens thérapeutiques ne peuvent être ici indiqués que généralement. Les selles fréquentes et l'irritation des intestins se calment par les lavemens de graine de lin, d'amidon; l'eau de riz en boisson édulcorée avec les sirops de grande consoude, de gomme, de coings, de groseilles, de guimauve, de capillaire, etc. Les cataplasmes et fomentations émollientes sur le ventre, les linimens opiacés, conviennent généralement pour calmer les douleurs, ainsi que les sangsues, dont on réitère l'application au siége, ou sur les parties affectées localement.

APHORISME VII.

Le frisson et le délire, après des excès de boisson, sont funestes.

On ne peut guère séparer les excès de vin, des excès de table. Ainsi, c'est autant l'indigestion que les fumées du vin qu'il faut combattre, et après lesquels le frisson et le délire son funestes. On sait qu'il arrive souvent des apoplexies par cause d'indigestion ; mais en nous bornant au sens direct de l'aphorisme, il s'agit seulement de l'ivresse produite par le vin ou les boissons spiritueuses, comme l'eau-de-vie, les liqueurs. L'effet ordinaire, dans ce cas, est de produire une assez grande chaleur à la peau et des sueurs. Ainsi, dit Hippocrate (*Préd.* liv. II, § 4), si ceux qui s'enivrent souvent, passent les nuits, font des excès dans la bonne

chère, ou s'ils s'exposent inconsidérément au froid
et au chaud, il est très à craindre que, d'après un
tel genre de vie, ils ne soient bientôt près du délire. Cette disposition accidentelle se remarque
surtout chez les hommes pris de boisson, et qui
en ont contracté une sorte d'habitude ; c'est pourquoi nous les voyons souvent éprouver tout à coup
une sorte de délire avec fureur, à la moindre occasion ; ils ont donc une disposition au délire, aux
convulsions, à l'apoplexie, à la paralysie. Mais il
s'agit ici d'un phénomène subit, immédiatement
produit par l'ivresse. Le délire s'annonce ici par
une violente irritation de l'estomac et du cerveau,
tandis que le frisson, qui est déjà un effet du
spasme, fait craindre les convulsions ; celles-ci
peuvent être suivies de paralysie ou d'apoplexie.
On se sert ici des moyens qui peuvent réveiller les
propriétés vitales engourdies ou prêtes à s'étein-
dre, comme dans l'asphyxie. La saignée du bras ou
de la jugulaire suffit ensuite, pour dissiper tous les
accidens et faire cesser le délire ; mais il faut que
déjà la chaleur de la peau et le retour des pulsations du pouls, permettent d'y avoir recours. La figure violette ou presque noire, la respiration embarrassée, en sont des indices visibles pour prévenir une catastrophe mortelle. (*V*. le comment. 5,
sect. v.)

APHORISME VIII.

Lorsqu'une vomique se rompt, il en ré sulte une prostration subite, le vomissement et la défaillance.

Les médecins qui font des catéchismes pour endoctriner leurs élèves en quelques semaines, et qui ne craignent pas de redire cent fois et d'écrire des paradoxes sur la *Doctrine d'Hippocrate,* pourront se convaincre de l'inexactitude de leurs assertions par les passages suivans extraits du *Traité du Régime dans les maladiés aiguës* et du 1er livre *Des Maladies.* Ils font reproche au fondateur de l'art de guérir, de ne savoir rien tenter de décisif dans les maladies très-aiguës. En un mot, ils l'accusent de se laisser maîtriser par la violence des symptômes, jusqu'à ce qu'il ne soit plus temps d'y remédier. Ils présentent enfin le père de la médecine à la génération actuelle, comme ne pouvant traiter les maladies aiguës, que par la méthode d'expectation. Je n'oserais même pas affirmer, que de sanglantes satyres n'aient été tout le fruit des hommages et des éloges adressés par les novateurs, au divin vieillard, au philosophe de Cos. Du moins, Rasori s'est rendu coupable de ce double attentat contre le bienfaiteur de l'humanité; sa diatribe a été insérée dans un cahier du *Dictionnaire des Sciences médicales*, réimprimé à Paris, en 1816. On n'a pas craint de la répéter, comme si le mépris des injures ne devait pas avoir engagé les rédacteurs, à ne point souiller leur livre, de cette dégoûtante facétie. Il faut cependant, pour rendre hommage à la vérité, ajouter que la juste censure d'une conduite si déplorable y est consignée avec le feu et la chaleur, inspirés à nos compatriotes par le zèle et l'amour de la science. Ainsi la gloire d'Hippocrate n'a point encore été ternie par les violentes attaques, que nous avons à juste titre flétries d'une noble indignation, dans ces *Commentaires*, entièrement consacrés à l'explication de la huitième section, qui termine le livre des *Aphorismes*. Il y a cependant, disons-le, des auteurs systématiques, qui imaginent des scènes de comédie ou de roman, où ils font intervenir le vénérable père de la médecine, et le comparent à un *juge impuissant :* il attend, disent les novateurs; puis de s'égayer sur les suites déplorables de la maladie, comme si le vénérable père de la médecine assistait à la catastrophe. C'est une infidélitésans exemple dans une science de principes. J'en appelle, moi, à la bonne foi et à la judicieuse sagacité des lecteurs. Donnons une juste idée de la pratique d'Hippocrate, en puisant dans ses œuvres : «Dans la squinancie, les veines gonflées par le sang compriment la langue. Celle-ci, à cause de son tissu rare et spongieux, et de sa sécheresse, se gonfle excessivement; de sorte que le malade est bientôt suffoqué, si on ne lui administre de prompts secours, qui consistent à lui ouvrir les veines. aux *deux bras à la fois;* et celles qui sont sous la langue; § XXXIX, pag. 143. Pour les douleurs épigastriques, p. 159, il est bon d'appliquer sur les hypochondres, un cataplasme de farine de lin, en ayant l'attention de ne point le laisser re froidir. Le cataplasme doit être tiède et cuit d'abord dans l'eau et l'huile (nous adoptons la décoction de racine de guimauve). Cela change-t-il le principe? et la priorité, à qui la devons-nous? Dans la pleurésie et péripneumonie, p. 176, supposé que la douleur s'étende aux clavicules, à la poitrine, à la mamelle ou aux bras; il faut ouvrir la veine interne du bras, du côté de la douleur, et laisser couler le sang plus ou moins abondamment suivant la saison, l'âge, le tempérament et la couleur du fluide ; on peut même pousser la saignée jusqu'à la défaillance, si la douleur est aiguë, etc., page 136. Lorsqu'une personne en santé perd tout à coup l'usage de la parole, on doit ouvrir la veine interne du bras droit, et tirer plus ou moins de sang, suivant l'âge et le tempérament du sujet. Voilà pour l'*apoplexie* : dans la paralysie et l'épilepsie (page 139): on doit, sans différer, tirer du sang; lorsque le malade aura repris un peu ses forces après la saignée, dans le cas où celle-ci est copieuse, on prescrit ensuite un lavement. Mais les tumeurs inflammatoires des hypochondres , les violentes contractions du diaphragme, la difficulté de respirer, les douleurs aiguës du foie, les oppressions de la rate, et *généralement les autres espèces des phlegmasies avec de vives douleurs , qui ont leur siége au-dessus du diaphragme , ainsi que les rechutes graves,* ne peuvent guérir, si on commence d'abord à les attaquer par les purgatifs. La saignée est le seul moyen de *guérison* (pag. 134 et 135), *Traité du Régime dans les maladies aiguës,* traduction française avec le texte en regard, in-12, Paris, 1818.

Poursuivons : dans l'hémoptysie et le vomissement de sang provenant du poumon, la suppuration se déclare après la rupture d'une veine, à la suite d'efforts ou de fatigues. L'hémorrhagie est plus ou moins forte, suivant la grosseur du vaisseau ; le sang que l'on crache est plus ou moins épais. Si la veine ne se resserre promptement, le fluide s'épanche dans le poumon, où il se corrompt et se change en pus. Dans la suite, on l'expectore pur ou on le rend, mêlé de sang : ce dernier quelquefois paraît seul. Lorsque la veine est plus pleine et plus grosse, il survient un vomissement de sang très-abondant, à cause de la pléthore ; ensuite le crachement de pus y succède. Si la maladie est bien soignée dès le commencement, avant que l'hémorrhagie ne soit trop forte, et que l'ouverture du vaisseau ne soit trop agrandie, le sujet guérit, pourvu qu'il ne soit pas exténué, ni réduit à garder le lit. Toutefois, la maigreur de la tête et la colliquation générale n'ayant pas encore commencé à se manifester, la guérison est possible (*Traité des Maladies,* pages 146, 149 et 150.) Si vous voulez obtenir la guérison, il convient sur-le-champ, de faire *une saignée aux deux bras* et de prescrire la diète, au point de dessécher le sujet et de le rendre pour ainsi dire *exsanguin.* Voilà la découverte de Valsava pour traiter les anévrysmes. Cet auteur a été prévenu dans la pratique, par Hippocrate. Enfin, « dans la pleurésie » et péripneumonie sèches ou sans crachats et dans » le rhumatisme aigu (pag, 213), » il convient d'ouvrir la *veine du bras,* qui correspond au siége de la *maladie;* ensuite on favorise extérieurement l'excrétion des humeurs à travers les chairs, par les boissons tièdes, par les médicamens et les fomentations extérieures, jusqu'à ce que la maladie soit dissipée généralement (*ibid.,* pag. 214): ajoutez que si la douleur de côté est continue et ne cède point aux fomentations chaudes, tandis qu'il ne se fait aucune expectoration, ou si la matière en est vicieuse et sans coction; si, dis-je, au lieu de l'apaiser par la *saignée* ou la *purgation,* on fait prendre de la tisane épaisse au malade, on hâte sa mort. De là vient, que ceux qui usent de la tisane entière en pareil cas meurent le septième jour et même plus tôt; les uns dans le délire, et les autres, suffoqués par le rale ou l'orthopnée. Les anciens croyaient aussi que ces malades périssaient comme les foudroyés, tant par la promptitude de la mort, que parce qu'ils avaient trouvé le côté entièrement livide chez ceux qui avaient succombé, comme s'ils eussent reçu une contusion. » Ils avaient donc constaté l'hépatisation du poumon. Était-ce seulement par l'épanchement de sang sous les côtes, qu'ils s'étaient aperçus que les malades périssaient comme les foudroyés? On sait qu'il y a constamment chez ces derniers, des ecchymoses dans le parenchyme des viscères. Les anciens avaient donc ouvert aussi les cadavres; ils n'auraient pu découvrir sans cela l'état du poumon. (*Traité du Régime dans les maladies aiguës*, § VII et VIII, pag. 48). Je craindrais d'augmenter la confusion de ceux qui reprochent à notre auteur, de s'être attribué injustement le beau titre de père de la médecine et de fondateur de l'art de guérir, si je prolongeais mes citations.

J'ai dû entrer dans cette espèce de justification pour repousser les assertions erronées, que l'on ne manque pas de consigner dans des ouvrages qui sont entre les mains de tous les étudians. Il est bon de les prémunir contre les calomnies lancées à dessein, afin de les détourner de lire les écrits du père de la médecine, où ils trouveraient tant de sujets de rapporter à la louange de notre célèbre auteur, les vrais principes de l'art de guérir.

APHORISME IX.

Dans une forte hémorrhagie, le délire ou les convulsions sont redoutables (1).

———

La conséquence est ici la même pour le danger dont peut être suivie une hémorrhagie, provenant d'une blessure ou de l'ouverture des grosses veines internes ou des artères. Nous avons déjà expliqué une sentence à peu près semblable, dans le *Comment.* 5, sect. v : D'après ce que nous avons dit, il ne viendra à personne l'idée d'accuser Hippocrate de n'avoir su prévenir un danger imminent. Si le médecin n'est appelé qu'au dernier moment, encore doit-il à ceux qui l'interrogent, ne pas leur promettre une guérison impossible! Ainsi, le malade qui a déjà la peau froide, le nez aigu, les yeux enfoncés, les tempes affaissées, les oreilles froides, contractées, leurs lobes repliés, la couleur de toute la face entièrement changée, et qui a le hoquet après une

———

(1) Cet Aphorisme a beaucoup de rapport avec le 3ᵉ de la section iii.

hémorrhagie, est prêt de mourir. Car, les convulsions légères et même le hoquet et le vomissement de sang ou hématémèse peuvent survenir
en quelques minutes, sans danger, chez des femmes hystériques ou chez des individus très - sensibles, peu habitués à voir couler leur sang; mais des
malades tout d'un coup effrayés, pourraient mourir
de convulsions, comme je l'ai vu arriver, moins
encore par l'hémorrhagie, que par la crainte excessive. On tâchera d'arrêter l'hémorrhagie, si elle
est externe, par la compression ou la ligature du
vaisseau; et si elle est interne, par l'application de
linges froids, imbibés de vinaigre, ou avec de la
glace pilée, appliquée sur le ventre ou sur la région
de l'estomac. Dans le cas de grossesse, il faut pro-
voquer l'accouchement, s'il y a danger de mort
pour la mère, quoiqu'on doive sacrifier l'enfant.
La saignée du bras peut être efficacement opposée
aux pertes utérines et aux hémorrhagies ordinaires. Dans le vomissement de sang, qui vient du
poumon, il faut nécessairement réitérer la saignée
jusqu'à défaillance, ou jusqu'à ce que le sang ne
paraisse plus dans les crachats. Les sangsues, les
ventouses sèches ou scarifiées, les épispastiques,
les synapismes et les irritans externes, sont très-
utiles pour opérer sur les extrémités inférieures
une dérivation salutaire, et déplacer la fluxion
fixée sur les organes internes.

APHORISME X.

Dans l'ileus, le vomissement, le hoquet, les convulsions ou le délire sont de très-mauvais signes.

Il faut bien distinguer les symptômes de l'irritation, de l'inflammation ; pour ne pas agir témérairement dans les maladies où il serait dangereux de différer d'un seul moment d'administrer les secours nécessaires à la guérison. Les sentences d'Hippocrate ont le double avantage de mettre le médecin à l'abri des reproches de témérité, et de lui conserver l'honneur et les prérogatives de l'art de guérir, en annonçant d'avance, ce qu'il y a craindre ou à espérer, dans un péril imminent. Mais, je ne puis trop le répéter, il y aurait une insigne mauvaise foi, à vouloir accuser notre célèbre auteur de ne savoir que présenter des événemens sinistres, sans y remédier ou sans prévenir au moins le danger. « C'est pourquoi notre vénérable maître a dit : L'objet le plus important pour un médecin est, à mon avis, l'étude du pronostic ; car quiconque peut déclarer d'avance aux malades, les phénomènes présens, les causes passées, prédire l'avenir et suppléer à ce qui est omis, passera pour plus habile et inspirera une confiance telle, qu'on se livrera entièrement à ses soins. Celui-là, en prévoyant l'issue des symptômes, fera le traitement le meilleur; car l'on ne peut guérir tous les malades, ce qui en effet serait plus désirable que de prévoir l'avenir. Mais les hommes meurent, les uns avant de pouvoir appeler un médecin, à cause de la violence de la maladie, et les autres presque aussitôt après l'avoir appelé. Ceux-ci ne survivent qu'un jour; ceux-là se soutiennent un peu plus long-temps, avant que l'art ait pu être opposé efficacement à la maladie. Il est utile aussi de connaître la nature des diverses affections, pour pouvoir juger jusqu'à quel point, elles surpassent les forces du tempérament, et s'il y a dans la maladie quelque cause extraordinaire, il faut aussi en connaître le pronostic. C'est ainsi que le médecin obtiendra une juste admiration et la réputation de bon médecin; car, pouvant se prémunir de plus loin contre chaque maladie, il pourra d'autant plus sûrement garantir ceux qui sont susceptibles de guérison. Dès lors qu'il prévoit, et qu'il peut prédire quels sont les malades qui doivent guérir et ceux qui mourront, il préviendra toute inculpation. (Hipp., *Pronostic*, préf.) Il s'agirait de défendre moi-même notre célèbre auteur contre la calomnie, que je ne tiendrais pas un autre langage. Pourquoi ai-je fait cette citation? C'est parce que l'on n'eût pas manqué de se récrier sur le danger de l'iléus, qui est une maladie très-aiguë et mortelle, en quelques momens, en annonçant faussement qu'Hippocrate attend. «Or, les occasions, pour le dire brièvement, sont importantes et variées dans l'art de guérir, soit par rapport aux symptômes, soit autrement. Il en est de très-pressantes qui exigent des secours très-urgens : tels sont, par exemple, les *défaillances, l'impossibilité de rendre les urines ou les excrémens,* la suffocation, le travail de l'enfantement, ou la fausse couche, et d'autres cas semblables. Les momens d'agir sont ici instantanés et ne peuvent plus se retrouver; car ordinairement les sujets périssent, si on tarde à les secourir. » (Hipp., *Traité des Maladies,* § 17.) « Les maladies aiguës sont les plus mortelles, les plus difficiles, et celles qui exigent le plus de soins et le traitement le plus exact, afin de ne point les voir se compliquer par la faute des ministres de l'art; car c'est déjà bien assez des accidens de ces maladies. Le devoir du médecin est de faire tout le bien qui lui est possible; mais si, malgré le traitement le mieux dirigé, les malades succombent à la violence des douleurs, ce ne peut être ici la faute du médecin : que si, au contraire, celui-ci traite d'une manière inexacte par son ignorance, il sera subjugé par la maladie. (Hippocrate, *Traité des Maladies,* § 21.) La violence des douleurs est surtout dans l'iléus, le symptôme le plus grave; elle suppose qu'il y a invagination intestinale, ou une hernie étranglée, ou un corps étranger qui ferme complétement le canal intestinal vers l'une de ses extrémités ; ou qu'il y a des vers pelotonnés, ou le ténia, qui piquent et irritent les intestins et quelquefois les percent de part en part. Des poisons âcres ou corrosifs enflamment ou des causes mécaniques obstruent l'intestin, et interceptent toute communication des matières avec le rectum. Il y a enfin, intus-susception d'une portion d'intestins dans une autre, comme on l'a observé à l'ouverture des corps, après des douleurs excessives ou coliques de miserere ; les malades ayant vomi des matières fécales. Qui pourra accuser le médecin d'être simple spectateur, dans une catastrophe où tous les secours de l'art sont inutiles ? La gangrène des intestins peut cependant offrir des guérisons naturelles, et l'art en a aussi opéré de vraiment miraculeuses ; car on a trouvé des intestins engagés l'un dans l'autre, et qui, malgré une perte sensible de substance dans une portion de leur continuité, se sont agglutinés. On a vu des opérateurs habiles, qui par la gastrotomie faite dans le lieu d'élection des douleurs, ont réussi heureusement à dégager une portion d'intestins invaginée : ils ont réuni la plaie du ventre par des points de suture, et sont parvenus ainsi à une guérison radicale. Ces exceptions sont excessivement rares ; on peut donc affirmer, que le hoquet, les convulsions ou le délire, dans l'iléus, ou passion iliaque, ou colique dite de miserere, annoncent beaucoup de gravité, surtout s'il y a des symptômes inflammatoires. Mais, je suppose que l'on s'est opposé aux progrès de la maladie par la méthode antiphlogistique, par les bains, la saignée réitérée, les sangsues, les cataplasmes émolliens, les cathartiques, l'huile de ricin, les opiacés, les antispasmodiques. En cas d'étranglement d'une hernie, l'opération du bubonocèle est le seul moyen de guérison. Hippocrate conseille d'introduire dans l'anus, une petite outre remplie d'air, pour parvenir ainsi à dilater l'intestin : après cela, il prescrit immédiatement un clystère ; s'il peut relâcher le ventre, on peut espérer ; mais s'il y a impossibilité de le faire prendre, ordinairement la maladie est mortelle dès le septième jour. Quelquefois on a obtenu une guérison inespérée par les affusions d'eau froide sur le ventre ou sur les cuisses, ou en faisant marcher le malade nu-pieds sur du marbre. Enfin, j'ai guéri cette maladie par un large vésicatoire qui couvrait tout l'abdomen. La cause était ici une agglomération de noyaux de cerises dans le canal intestinal. Cette affection a lieu en général, quand les excrémens sont accumulés dans les intestins : les matières durcies et entassées font gonfler le ventre ; les boissons et les médicamens sont rejetés aussitôt par le vomissement ; il ne pénètre rien par bas au moyen des lavemens. C'est une affection très-aiguë et très-dangereuse. (Hippocrate, *Traité des affections internes.*)

APHORISME XI.

LA peripneumonie succédant à la pleurésie est très-grave.

LES maladies dont l'événement est douteux, soit
pour la vie, soit pour la mort, dit Hippocrate (liv.
des Maladies, préf., 8), sont : la péripneumonie, la
fièvre ardente, la frénésie, la squinancie, l'hé-
patitis, la splénitis, la néphritis, la dysenterie, les
pertes de sang chez les femmes. Il y a des crises ou
des jugemens dans les maladies aiguës, lorsque
celles-ci augmentent ou diminuent, ou lorsqu'elles
se terminent entièrement ou se changent en une
autre maladie (*Traité des affections,* § 14). Dans la
pleurésie, il y a fièvre, douleur au côté, toux et
difficulté de respirer. Les crachats sont d'abord
très-clairs et quelquefois mêlés de sang ; ensuite,
vers le cinquième ou sixième jour, ils deviennent
semblables au pus. Pour la douleur de côté, il est
nécessaire d'employer tous les moyens propres à
détourner la fluxion, qui s'est fixée sur la plèvre.
Lorsque celle-ci commence à s'établir, on se sert extérieurement des fomentations tièdes, ou des cataplasmes de farine de lin, sur le côté. Cette maladie

se déclare surtout après la boisson froide , prise au moment de la sueur, soit à jeun , soit dans l'ivresse. Elle débute par un frisson violent ; il y a aussi d'autres causes qui y donnent naissance ; elle se juge au plus tôt le septième jour, et au plus tard le quatorzième. Lorsque les crachats viennent promptement et se détachent facilement de la plèvre, **la guérison a lieu aussitôt, mais si on n'expecte que très-peu, ou à peine quelques flegmes , il se forme alors un empyème, qui est une affection chronique.** (Hippocrate, *Traité des affections internes*, § 11.)

Voilà la maladie présentée dans son état le moins compliqué ; quelquefois , il suffit de simples boissons diaphorétiques et d'un looch adoucissant, pour obtenir la guérison par l'expectoration. Mais lorsque la douleur du côté est très-aiguë, qu'elle ne s'apaise point par la saignée, ni par les sangsues ; si toutefois l'on n'a pu s'opposer ainsi aux progrès de la maladie, la plèvre qui revêt le poumon communique l'inflammation, qui peut s'étendre au parenchyme. Quelquefois même le cœur et le péricarde y participent plus ou moins, quand la pléthore sanguine domine : alors, la douleur de côté devient plus profonde, la respiration est plus gênée, la toux plus forte, l'étouffement plus considérable, et il y a successivement danger de suffocation. C'est, en un mot, la même maladie, qui a fait des progrès si rapides, que le danger devient plus grand à chaque instant, si on tarde un seul

instant d'y remédier. Lorsque les saignées multipliées, soit générales, soit locales, les sangsues et
les vésicatoires, les synapismes, n'ont point opéré
le soulagement désiré, on a conseillé l'émétique à
haute dose. Mais les habiles praticiens, qui en ont
fait usage, ne l'ont administré, dans la pneumonie
déclarée, que lorsqu'une sorte de paralysie et d'en-
gouement du poumon ne permettait plus l'usage
d'aucun autre médicament. On a remarqué alors
qu'il n'agit plus comme vomitif; mais comme un
diurétique excitant ou un résolutif puissant. Il est
certain que des guérisons, pour ainsi dire merveil-
leuses, ont été obtenues par cette méthode, qui, à
la vérité, entre des mains téméraires, entraînerait
les plus graves inconvéniens, et serait inévitable-
ment meurtrière. C'est ici qu'il faut répéter avec
Hippocrate : c'est déjà bien assez du danger de la
maladie, sans que le médecin *y ajoute* ses propres
fautes.

APHORISME XII.

La phrénésie à la suite de péripneumonie est de mauvais augure.

La pléthore, qui est une cause de métastase sanguine sur le poumon, peut produire aussi une con-

gestion sur le cerveau ou sur les membranes de ce viscère. Si l'on suppose que cet effet soit directement produit par les efforts de la toux et par la plénitude des vaisseaux du poumon, la phrénésie qui survient alors est un symptôme très-grave. Si donc le délire se déclare dans la pneumonie ou la pleurésie inflammatoire, on ne peut se tromper sur les progrès de la maladie ; mais le délire survient accidentellement dans la fièvre bilieuse inflammatoire, compliquée de pleurésie ou de péripneumonie. Il est alors produit par la bile, qui se porte sur le poumon ou sur la plèvre ; il y a complication bilieuse, et le plus souvent embarras de l'estomac ou des intestins. La langue est jaune, l'haleine fétide, les pommettes rouges, le pourtour des lèvres jaunâtre. Le pouls est ordinairement plein, dur et tendu ; la respiration paraît très-gênée ; il y a souvent un point de côté, ou seulement de l'étouffement, surtout pendant les efforts de la toux ; les crachats sont jaunes et expectorés difficilement. L'empyème ou suppuration peut se former également à la suite de l'inflammation, si on ne prend pas les moyens convenables pour faire cesser les accidens, qui se manifestent au commencement. Il faut employer la saignée du bras, avec plus de modération que dans la véritable fluxion de poitrine ou pneumonie. Les sangsues sur le côté, conviennent mieux ici pour combattre la fausse pleurésie : on donne ensuite l'émétique ou l'ipécacuanha, avec un

grand succès pour faciliter les sueurs et l'expectoration, et en même temps pour dissiper la congestion bilieuse vers les organes digestifs. Quelquefois on est forcé de recourir au vésicatoire sur
le côté, après les cataplasmes émolliens. Quand la
douleur résiste et que la toux continue avec des
crachats très-fluides ou jaunâtres, les légers laxatifs, les lavemens et les purgatifs sont ici très-bien
indiqués. La pleurésie se termine ordinairement
avec la fièvre, du neuvième au quatorzième ou
vingtième jour.

PÉRICARDITE.

Moreau, homme de service chez madame la
comtesse ***, rue Chanoinesse, n° 4, me prie de
voir son jeune fils, âgé de 10 ans. Il se plaint,
depuis quelques jours, de frissons, d'un malaise
général, de toux et d'oppression. Il avait été
atteint, depuis quelque temps, d'une fièvre
scarlatine. Il revient de l'Ecole, le 15 mars 1828,
saisi d'un long frisson avec toux et douleur de
poitrine ; il prend, le premier jour, une boisson
adoucissante, mais il se trouve plus oppressé le
lendemain ; on lui applique huit sangsues sur
la région épigastrique et un cataplasme de farine
de lin. Je fus appelé lorsque les sangsues étaient
à peine tombées. Je fis demander le chirurgien qui
en prenait soin. Le jeune malade était dans l'état
suivant : face très-rouge, couverte de sueurs,

dont les gouttes, grosses comme des grains de millet, distillaient du front sur la poitrine. Mouvemens précipités et tumultueux du cœur; les bras sont froids et presque paralysés ; vive anxiété; oppression. Le jeune malade est sur son séant, se plaint d'étouffer et veut qu'on le lève; il jette sa tête en arrière; le pouls est assez plein ; chaleur halitueuse de la peau. Les sangsues n'étaient point encore tombées, que j'ordonnai à l'instant une saignée du bras : soulagement prompt; on tire environ deux palettes de sang; au bout d'une demi-heure, le jeune malade est recouché dans son lit. Le soir, un peu de difficulté de respirer : nouvelle application de huit sangsues sur le côté ; cataplasme de farine de lin sur les piqûres : nuit assez calme. Le mieux persiste, huile d'amandes douces avec sirop de chicorée, à prendre par cuillerée à bouche, jusqu'au lendemain. Le troisième jour, quelque selles ; calme parfait : le malade demande à manger. Convalescence prolongée. Il s'est manifesté un peu de bouffissure au visage ; les pieds ont été enflés quelque temps; mais les boissons nitrées, édulcorées avec l'oxymel et le sirop antiscorbutique', ont été employées successivement, et c'était au printemps, chez un jeune sujet. La guérison a été complète.

APHORISME XIII.

Dans la fièvre ardente , le tétanos ou les
convulsions sont de sinistres présages.

La fièvre ardente ou bilieuse peut se compliquer de pleurésie et péripneumonie, de squinancie, de pleurésie, de gastrite de gastro-entérite, de
péritonite : et il en peut résulter également les convulsions et le tétanos, dans le cas d'excessive irritation des nerfs. Il paraîtrait que l'ardeur de la fièvre
en étant la cause, suivant l'auteur, serait très-difficile
à détruire et annoncerait la lésion la plus profonde. Mais l'irritation, quelque grande qu'elle
soit, existe-t-elle ici directement dans les vaisseaux
sanguins ? Il est probable que l'acrimonie de la
bile, portée à la surface des membranes, irrite les
nerfs qui sont ici à nu, au point de produire les convulsions et même le tétanos. Chez les jeunes sujets
et les enfans, il arrive souvent que l'éruption de
la petite vérole est précédée de convulsions épileptiques, sans aucun danger. La fièvre dissipe même
ce genre de convulsion ; mais ici c'est au contraire
la fièvre qui fait naître les convulsions et le tétanos. Or, la présence de la bile , dans la fièvre ar-

dente du genre inflammatoire, s'annonce par l'excessive irritation des viscères et par le trouble des fonctions du cerveau et des nerfs, soit directement, soit indirectement, par la sympathie des organes gastriques. Ainsi, dans le choléra morbus, on voit survenir des défaillances et même des convulsions, qui s'apaisent aussitôt que la bile est évacuée. Il en est de même des vers et des poisons, dans l'estomac et les intestins. Mais il y a de même une phlegmasie interne ; et si l'on ne parvient efficacement à la prévenir ou à la détruire, il surviendra aussi dans certains cas, des convulsions et le tétanos. Ainsi, par exemple, dans les fièvres nerveuses ou malignes, ataxiques, rémittentes, dites pernicieuses, les convulsions et le tétanos peuvent se guérir par le sulfate de kinine ou le kina. Dans la fièvre ardente, les antispasmodiques les meilleurs, sont : la saignée du bras, ou les sangsues, les bains, les rafraîchissans, les émulsions, s'il y a pléthore sanguine; les potions opiacées, les calmans, si l'affection est purement nerveuse ; les émétiques ou les purgatifs, si elle est bilieuse. On agit alors, en suivant les indications que l'on a à remplir, d'après la meilleure méthode thérapeutique.

APHORISME XIV.

Dans les plaies de tête, la stupeur ou le délire est de mauvais augure.

Le bon état des nerfs et du cerveau est nécessaire pour le libre exercice des fonctions de l'économie animale. Ainsi, par exemple, si une cause quelconque agit sur le cerveau ou sur la moelle épinière, et intercepte leur communication directe avec les plexus ou ganglions nerveux et leurs ramifications dans le ventre ou la poitrine, à l'instant tout sentiment est suspendu, l'équilibre se rompt, la mort peut être même subite. Si la lésion du cerveau a lieu par une blessure avec stupeur ou délire, on ne peut méconnaître la commotion de cet organe. Il peut encore arriver, après un coup ou une chute sur la tête ou sur la colonne épinière, que la stupeur se communique directement aux nerfs, qui proviennent de la moelle vertébrale jusqu'au sacrum. C'est ainsi que l'on voit des chutes qui froissent fortement le coccyx, ou les tubérosités sciatiques, ou le sacrum, produire la stupeur des jambes et des cuisses, puis l'insensibilité des organes situés dans l'excavation du bassin, qui reçoivent leurs nerfs de chaque côté des échancrures ichiatiques du sacrum, et des vertèbres lombaires. Enfin la paralysie des cuisses et des jambes, ou du rectum et de la vessie, se déclare subitement ou lentement; quelquefois il y a épanchement de sang dans le canal rachidien, et d'autres fois, il s'y forme une suppuration avec carie des vertèbres; chute des os du coccyx. Les convulsions, le tétanos et l'opisthonos peuvent survenir accidentellement par la compression de la moelle épinière ou de la portion de la moelle allongée, que l'on nomme vulgairement queue-de-cheval, ou par l'inflammation de l'enveloppe membraneuse, du canal rachidien ou du névrilème : la phlegmasie se communique ainsi aux portions de la moelle adjacente. La suppuration et la gangrène peuvent naître à la suite des dépôts, surtout après les chutes sur l'os sacrum ou sur les vertèbres lombaires : il en est de même pour les régions cervicales et dorsales, qui fournissent de gros cordons nerveux aux extrémités supérieures. Le grand nerf sympathique ou trisplanchnique étend ses ramifications aux viscères du ventre; il communique avec les nerfs de la poitrine, du cou et de la tête, et fournit des filets à l'estomac ou ventricule. Le pneumo-gastrique, ou nerf de la huitième paire, se ramifie à la surface de l'estomac et du poumon; il distribue ainsi le mouvement et la vie aux organes de la digestion et de la respiration. Si ce nerf est comprimé, ou contus, ou déchiré dans une plaie pénétrante, la vie pourra être suspendue ou détruite accidentellement. Enfin, si la moelle cervicale ou dorsale, qui envoie des nerfs au diaphragme et aux bras, est comprimée ou lésée, il en résultera la paralysie des extrémités supérieures ou des convulsions, surtout s'il y a un épanchement que l'on ne puisse détruire. Non-seulement la stupeur se déclare dans les parties qui reçoivent des nerfs, mais le froid et la paralysie se manifestent par une insensibilité qui permet de couper et de brûler les parties lésées, sans douleur. Si l'on veut maintenant essayer de nous faire bégayer les mots de fluide nerveux, comme si les observateurs de tous les siècles et les meilleurs anatomistes depuis quelques cents ans, à commencer par Hippocrate, Erasistrate, Hérophile, Galien, n'en avaient pas eu connaissance, jusqu'à Valsava, Morgagni, Lieutaud, Portal, Boyer, Richerand, qui en ont aussi consigné dans leurs excellens écrits les phénomènes incontestables; alors nous dirons à notre tour, qu'il n'y a plus rien d'absurde, que l'on ne prétende mettre à la place du vrai; alors il sera de toute impossibilité de s'entendre et de raisonner. Mais les ligatures des nerfs diaphragmatiques, du récurrent et pneumo-gastrique ont été faites mille et mille fois depuis Galien, qui en a parlé fort longuement dans ses Traités : *De Usu partium et de Administrationibus anatomicis*. Il a prouvé par de belles expériences, qui ne le cèdent à aucunes de nos plus célèbres anatomistes, qu'il avait privé ainsi des animaux, de la voix, de la respiration et de la digestion. Les ligatures faites sur les nerfs au-dessous des organes, auxquels ils se distribuent, n'ont point les mêmes résultats : cela est si visible qu'il serait superflu de s'y arrêter plus long-temps. Quant à l'opération du trépan, non - seulement pour les os du crâne, mais encore pour le corps des vertèbres, on voit que Galien a guéri ainsi plusieurs malades, qui infailliblement eussent succombé à la suppuration. Toutefois, pour le traitement général, ce sont les saignées réitérées du bras, les sangsues, qui ne doivent pas être épargnées jusqu'à ce que l'on soit à peu près certain d'avoir fait cesser le délire, ou l'engourdissement, ou la paralysie. Il faut joindre aux saignées, la diète la plus sévère et les laxatifs ; entretenir toujours la liberté du ventre, et agir par les émétiques et les purgatifs , après avoir opéré plusieurs déplétions sanguines sur cette région.

APHORISME XV.

Le crachement de sang suivi du crachement de pus est mauvais.

***

Il est indispensable, pour se former une juste
idée d'Hippocrate, d'étudier ses ouvrages et d'y
puiser, afin de ne pas citer légèrement ce père de la
médecine, ni d'être accusé de soutenir des paradoxes.
Le *Traité du régime dans les maladies aiguës* sera toujours la vraie boussole des médecins observateurs.
« Quiconque au commencement des maladies, dit
l'oracle de Cos, tente aussitôt de résoudre l'inflammation par les purgatifs, n'enlève rien de ce
qui cause la tension et l'inflammation de la
partie affectée : car la maladie, dans cet état de
crudité, ne cède point; au contraire, les parties
saines capables de lui résister se détruisent et se
fondent; la faiblesse augmente à mesure que la
maladie devient la plus forte; et lorsqu'elle a en-
vahi toutes les parties du corps, elle est incurable. »
(Hipp., § 37.) Cela se conçoit par la théorie même
de l'auteur. Le crachement de sang, dont la cause
n'est point déterminée, peut avoir lieu dans la
pleurésie et la péripneumonie; ou survenir dans tout

autre circonstance, et être suivi de suppuration. Nous admettons d'abord ce premier principe, puis nous adoptons la formation de la suppuration des tubercules du poumon.

1° « Dans l'inflammation du parenchyme ou la pneumonie, quand la fluxion est une fois formée, on éprouve une fièvre aiguë et une toux sèche, avec pesanteur dans la poitrine : une douleur aiguë occupe la partie antérieure du thorax et se fixe surtout à la partie postérieure, vers l'épine du dos, à cause des gros vaisseaux qui y développent le plus de chaleur. (La connaissance de l'anatomie ne nous paraît pas ici douteuse.) Les malades vomissent des matières sanglantes ou livides par les efforts de la toux ; quelquefois ils rendent de la bile. Il leur survient des défaillances fréquentes, à cause de la métastase subite du sang dans les grosses veines : c'est même le signe le plus évident de la maladie, avec une forte fièvre continue ; c'est-à-dire, qu'il y a reflux subit du sang de la surface de la peau et des membres vers les parties internes, comme cela arrive au début de la maladie, dans l'instant du frisson. Mais pourquoi cet effet n'a t-il pas lieu dans les fièvres intermittentes? Si, dans l'espace de deux ou trois jours, ou quatre au plus, il se fait un changement subit par une métastase critique de l'intérieur à l'extérieur; ou si, au moyen de la saignée du bras réitérée, même jusqu'à défaillance, on détruit la pléthore par une déplétion prompte, ordinairement la guérison en est le résultat. Mais si la métastase n'a point lieu, il y a décomposition du sang (gangrène ou suppuration), promptement suivie de la mort; d'autres fois, le sang s'infiltre à travers le tissu du poumon. (Cette métastase interne est ce que nous nommons hépatisation du poumon, parce que ce viscère en est gorgé; il paraît dur et d'un rouge foncé, comme le foie; le tissu interlobulaire en est aussi rempli.) C'est ce que l'on a nommé dans ces derniers temps, *apoplexie du poumon*. Hippocrate a parlé de cet épiphénomène, dans le *Traité du régime dans les maladies aiguës*. L'auteur continue :

« Il n'en est ainsi que lorsque la métastase se porte de l'extérieur à l'intérieur. Cette métastase se connaît immédiatement par l'excessive irritation de la poitrine, la toux, la difficulté de respirer et l'étouffement; la douleur de côté ou pleurésie, la couleur rouge de la face, le pouls plein, dur et tendu, l'haleine chaude, les palpitations de cœur continuelles, les sueurs chaudes par gouttes au front et aux clavicules: tout cela indique une congestion sanguine. Dès qu'elle enveloppe entièrement le poumon, tout espoir de guérison est impossible; car toutes les fois que, par son extrême aridité, cet organe a absorbé les humeurs viciées, non-seulement il ne leur fait éprouver aucune altération ou coction, mais encore il ne peut plus rien recevoir, ni se débarrasser par les voies supérieures. Alors l'expectoration est impossible, et aussi la résolution de l'inflamma- tion (§ 52). Voyons la suppuration.

2° « Les tubercules, ou vomiques du poumon, se forment quand la fluxion des humeurs se réunit sur un seul point : tant que ces tumeurs sont dans l'état de crudité, elles occasionent une douleur assez légère ; mais lorsqu'elles subissent la coction, les malades éprouvent une douleur aiguë à la par- tie inférieure et postérieure de la poitrine, avec une chaleur fébrile et une toux assez forte. C'est ce que nous observons chez les scrofuleux (§ 53). Si l'abcès se mûrit et se vide promptement, et si le pus, en se portant vers les voies supérieures, est totalement évacué par les crachats, pourvu que le kyste se resserre et se dessèche, la guérison est possible ; mais s'il arrive, malgré la prompte sup- puration et l'ouverture du dépôt, que le foyer ne se déterge point et que le kyste ou tubercule con- tinue de verser le pus, la maladie sera mortelle. Cela arrive aussi à la suite des pneumonies ou fluxions de poitrine négligées. Tous ceux qui sont ainsi af- fectés succombent assez rapidement ; quelques-uns seulement languissent plus ou moins long-temps. En effet, il y a des différences relatives à chaque individu, à chaque âge, à chaque saison ; et à tel ou tel symptôme, suivant la même maladie. Il y a des tempéramens qui peuvent supporter des accidens auxquels d'autres ne peuvent résister ; il n'est donc pas possible de limiter exactement le temps qui doit précéder le terme fatal. Le moment où se forme la suppuration, n'est pas aussi circonscrit qu'on le pense communément ; car les années et les saisons diffèrent les unes des autres. Si l'on veut juger d'une manière précise et annoncer ce qui doit arriver, on ne doit pas ignorer que les sujets attaqués d'empyème, qui éprouvent les maux précédens, périssent en général dans toutes les saisons, tandis qu'au contraire les autres guérissent. » (*Traité des maladies*, liv. 1, § 46.)

Ici, il faut en convenir, la guérison est très-difficile, quelquefois même impossible, surtout quand la maladie est de naissance. On emploie, pour combattre le vice radical, les cautères, les vésicatoires, les amers, l'élixir avec les cristaux de soude, et la racine de grande gentiane digérée dans de l'eau-de-vie. On conseille le régime gras, l'équitation, l'air de la campagne. Le laitage est ici mauvais, ainsi que les fruits, les légumes et les crudités. Les toniques et les amers méritent la préférence ; le vin pur, même, n'est pas contraire ; mais il faut user de tout avec modération. Cette sorte de phthisie se communique ou par les pères et mères scrofuleux ou par les nourrices.

APHORISME XVI.

.Le crachement de pus suivi de diarrhée et de chute des cheveux est funeste, et, si les crachats se suppriment, la mort.

Cette sentence est une conséquence de la précédente; c'est encore l'auteur qui l'explique.

« Si les matières séjournent long-temps dans la poitrine, la chaleur locale augmente et s'étend universellement; mais elle domine surtout dans les parties qui environnent l'abcès (ou vomique tuberculeuse); elle détruit et fond les humeurs. Les parties supérieures en envoient une portion à la poitrine, où déjà le pus qui y existe forme le pus, tandis que la fluxion en attire une plus grande quantité vers le ventre, et quelquefois y occasione des troubles d'entrailles, d'où résulte ensuite la diarrhée qui tue les malades. Les alimens sont rendus sans être digérés : toute la nutrition est ainsi détournée en pure perte; l'expectoration ne forme point un pus homogène ou bien égal ; la chaleur concentrée vers le ventre y attire toutes les humeurs. (Cela doit être pour la poitrine): quant au ventre, il y a seulement relâchement par la perte de ton des solides : c'est la poitrine qui est le seul centre des fluxions. Il ne reste plus que les crachats qui, en remontant à la gorge, produisent le râle et la suffocation. La diarrhée entraîne la chute des forces et donne la mort. » (*Traité des maladies*, liv. 1, § 44.)

Dans tous ces cas la fluxion de pituite de la tête est un des accidens les plus graves. Hippocrate l'a remarqué dans ses *Constitutions épidémiques* du premier livre. « Chez le plus grand nombre, et depuis le commencement jusqu'à la fin, la gorge fut toujours enflammée, douloureuse, rouge avec fluxion fréquente d'une humeur âcre et ténue La consomption faisait des progrès rapides et funestes; le dégoût devenait universel, la soif était absolument nulle. Lors donc que la tête ou la gorge commence à être attaquée de cette fluxion, et que toutes les parties du corps s'exténuent, surtout la tête, on ne peut espérer la guérison, même en cautérisant : car le flux continuel des humeurs viciées, l'emporte sur le soulagement instantané, qui provient de l'évacuation du pus. Il résulte de tous ces maux, que les chairs se fondent plus qu'elles ne se nourrissent par les alimens. Ajoutez que les sueurs colliquatives et la diarrhée privent des sucs propres à la nutrition. (Même traité, § 45.)

On tente quelquefois l'application des cautères

et des sétons sur la poitrine; on prescrit le lait d'ânesse, les eaux minérales du Mont-d'Or avec la décoction de verge d'or, les pilules balsamiques de Morton, la tisane de lichen, les fumigations, les cautères et vésicatoires. Mais quand la maladie est de naissance, ou lorsqu'elle provient d'un crachement ou vomissement de sang, dont la cause est présumée telle, il est rare qu'on parvienne à empêcher les progrès redoutables de la phthisie. C'est surtout dans le commencement qu'il faut s'**y** opposer, comme le conseille Hippocrate, par de nombreuses saignées et par une diète excessive, pour rendre les sujets pour ainsi dire exsanguins. C'est le seul moyen de préserver ceux qui ont craché du sang de le vomir; puis de cracher le pus, puis de tomber dans la phthisie; d'avoir la diarrhée, et finalement de mourir de cette cruelle maladie.

APHORISME XVII.

Dans l'inflammation du foie, le hoquet est mauvais.

Nous avons déjà parlé de ce symptôme de l'inflammation du foie, (*Comment.* 58, *Aphor.* v.)

Il faut ajouter que l'hépatite aiguë peut se compliquer avec la diaphragmite ou l'inflammation de la surface inférieure du diaphragme, et gêner considérablement la respiration. Alors on éprouve une douleur fixe dans le dos, le long des côtes, tout autour de la poitrine, et intérieurement près des attaches de ce muscle qui par le gonflement de la face supérieure ou convexe du foie, se trouve ainsi tiraillé et soulevé du côté de la poitrine. Pour diminuer la douleur, le malade est obligé de rester penché en avant, la poitrine à demi fléchie sur le ventre; si alors le hocquet survient, on ne peut douter qu'il ne soit produit par l'irritation même du diaphragme. On indique comme symptôme pathognomonique, le rire sardonique, qui est une espèce de convulsion de l'angle des lèvres d'un ou des deux côtés: quoi qu'il en soit, l'ictère et le vomissement compliquent souvent l'inflammation du foie. On emploie le traitement antiphlogistique, les saignées réitérées, les cataplasmes de farine de lin et décoction de guimauve sur l'hypocondre droit; on y applique des sangsues; on fait prendre des bains; on a recours aux ventouses scarifiées dans le dos. On donne les adoucissans, les calmans et relâchans, les dépuratifs, les laxatifs et les antispasmodiques. En attaquant la maladie principale, le hoquet se guérit naturellement, à proportion de la cessation de la phlegmasie.

APHORISME XVIII.

Dans la léthargie, le tremblement est mortel.

———

Cette sentence avait été supprimée on ne sait trop pourquoi. Je l'ai rétablie d'après les meilleurs manuscrits de la Bibliothèque du roi. La léthargie, chez les vieillards, indique une grande faiblesse du cerveau et des nerfs ou une compression déjà ancienne de ces organes ou de la moelle épinière. Quelle qu'en soit la cause, le froid ou frisson indique la chute des forces, la perte de sensibilité et d'irritabilité. Dans l'hydropisie, l'épanchement est déjà formé dans le cerveau; mais dans l'apoplexie ou l'ivresse produite par des excès de boisson, le frisson ou tremblement désigne le défaut de réaction, et l'extinction presque entière des propriétés vitales; le défaut de chaleur en est le premier effet visible. Ainsi le refroidissement général, le pouls petit, insensible, très-vite ou intermittent, très-profond, l'abolition totale des sens; l'insensibilité absolue de la peau, le ronflement ou la respiration rare peu developpée, à peine sensible, haute ou sublime; la lividité des doigts, des pieds ou des mains, la face hippocratique, sont autant de signes d'une mort très-prochaine. Mais quand la léthargie est accidentelle, par exemple à la suite de convulsion ou d'hystérie, si la peau conserve sa chaleur presque naturelle; si le pouls n'est pas trop changé, sans être ni trop fort ni trop plein; si la face a sa couleur à peu près naturelle, sans être ni trop rouge ni gonflée, et comme injectée de sang ou tuméfiée; si les yeux sont ouverts et brillans, on peut espérer. Il serait très-indiscret de pronostiquer trop vite en pareille circonstance. On a vu de funestes exemples de cette précipitation de jugement qui heureusement n'arrive plus depuis les règlemens de police, parce qu'un médecin ou chirurgien doit visiter les corps avant de les faire ensevelir. On administre ici les mêmes secours qu'aux asphyxiés; j'ai indiqué ces secours dans un précédent commentaire. (*Aphor.* 7, § v.)

On applique de l'eau bouillante, des synapismes, des vésicatoires sur la peau; on emploie la fumée de tabac, l'alcali volatil, l'esprit de sel; et si l'on est assez heureux pour s'apercevoir du retour à la vie par un peu de chaleur ou par le souffle de la respiration, on peut, selon le genre de léthargie ou d'asphyxie, avoir recours à la saignée du bras ou de la jugulaire. «Beaucoup d'observations prouvent que l'apoplexie sanguine est très-commune dans les sujets, même chez lesquels les signes admis des pathologistes, ne les indiquent pas.» (Portal, *Traité d'Anatomie médicale*, in-4°, tome IV, p. 82.) Mais dans la léthargie à la suite de l'apoplexie séreuse, le tremblement est mortel, quoique l'on ait cité un cas rare d'apoplexie séreuse produite par la suppression d'une fièvre intermittente. (Voy. le *Journal analytique de médecine et de Sciences accessoires*, n° 3, septembre 1827.)

APHORISME XIX.

L'ÉRYSIPÈLE produit par la dénudation d'un os est mauvais.

LES abcès qui s'élèvent en pointe, comme les anthrax, sont les moins dangereux, et pourtant ils ne peuvent toujours être livrés à eux-mêmes. Ils s'ouvrent naturellement par une très-petite ouverture. Dans l'érysipèle, la suppuration est corrosive avec un ou plusieurs trous fistuleux; l'écoulement d'une sanie putride s'oppose à la guérison. Dans l'anthrax, elle s'opère seulement, quand le bourbillon tombe, ou lorsque le foyer gangréneux est entièrement purifié des parties désorganisées par la suppuration. Dans le bubon simple ou vénérien, la tumeur est dure, rouge, circonscrite. Le phlegmon a la forme également ronde, mais plus large; il se montre dans toutes les parties du corps, au

lieu que le bubon et l'anthrax occupent plus ordinairement les glandes, soit des aines, soit des aisselles. Mais l'érysipèle produit par la dénudation
de l'os, ainsi que l'indique l'auteur, me paraît surtout remarquable dans les abcès scrofuleux, véné-
riens, cancéreux, où le vice radical des fluides ne
peut être détruit. La carie se fait jour souvent, après
le gonflement des os, et l'érysipèle qui survient alors,
en est un symptôme direct, comme dans le *spina ven-
tosa*, et les ulcères anciens des extrémités des os
longs. Si donc l'on ne peut les guérir par des médicamens internes, il faut avoir recours à l'amputation
pour dernière ressource : on parvient ainsi à conserver les jours du malade. L'érysipèle est plus étendu,
plus superficiel que le bubon. L'anthrax présente un
gonflement plus considérable des parties environnantes : des phlyctènes s'y développent quelquefois,
comme dans la brûlure. Lorsqu'il y a suppuration
de l'érysipèle, ce n'est point un vrai pus, mais
des flots de sanie corrosive sans consistance qui
s'en écoulent sans cesse et baignent les chairs. Il se
forme alors des dépôts souvent fort éloignés, avec
des fistules vers les parties les plus déclives. La
peau se trouve ainsi rongée ou décollée à la surface
des muscles: le tissu cellulaire se détruit, se fond ; il
en résulte un grand délabrement ou des ulcères
très-difficiles à guérir, et quelquefois le sphacèle
et la chute des os.

APHORISME XX.

LA suppuration ou la putridité à la suite d'érysipèle est mauvaise.

LE charbon, la pustule maligne, le bubon pestilentiel, l'érysipèle de mauvais caractère, comme celui qui suppure et qui est avec gangrène, occasionent un sentiment de brûlure, quelquefois de cuisson, de démangeaison, avec un gonflement des glandes voisines et des phlyctènes noires, ou remplies d'une eau rousse sous l'épiderme. La peau paraît comme aplatie et ridée; souvent il y a des faiblesses, des lipothymies, des syncopes ou une adynamie complète. Il se déclare une fièvre continue ou rémittente pernicieuse, dont les accès sont mortels en quelques jours ou en quelques heures, si on n'a pas fait promptement la cautérisation avec un fer chaud, si c'est au visage; ou si l'on n'a pas employé le cautère potentiel pour l'anthrax gangréneux, que l'on traite aussi par les épispastiques. D'autres fois, il faut faire de profondes incisions, des taillades dans les chairs; les sau-

poudrer de quinquina, les stimuler avec l'onguent
de styrax et les spiritueux, pour éveiller les propriétés vitales et produire la séparation des parties
gangrénées d'avec les parties saines, uniquement
pour prévenir le sphacèle. Si l'on se pique le doigt
en incisant le lieu malade ou les chairs gangrénées;
ou seulement, si une simple égratignure existe au
doigt ou à la main, et si l'on touche le ventre
couvert d'une sueur froide et visqueuse chez un
sujet attaqué de fièvre maligne; dans ces divers
cas, l'inoculation du venin se fait directement par
le système des vaisseaux absorbans, qui le portent
dans la circulation. L'irritabilité attaquée jusqu'au
cœur, se détruit invariablement en produisant les
mêmes phénomènes. Le sang paraît noir, dissous,
les humeurs décomposées, altérées, et une putréfaction prompte s'emparant des cadavres, les réduit
en putrilage, en quelques instans, à la manière des
poisons les plus subtils ou les plus âcres, comme
l'arsenic. D'après ces faits recueillis et constatés
par l'autopsie cadavérique, est-on bien fondé à
nier la contagion, comme possible ou non possible? On peut au contraire réduire ce sujet à un
aphorisme : (la contagion complique les maladies
et les rend plus graves.) Pour prouver que l'érysipèle n'est pas une affection purement locale, nous
croyons que la meilleure autorité doit être ici, le
tableau même des ravages produits par l'érysipèle
dans une épidémie meurtrière décrite par Hippo-

crate. La plupart éprouvèrent un grand découragement et la crainte de la mort : beaucoup furent
atteints d'érysipèle à la suite de cause légère et de
blessure. Plusieurs perdirent le bras et l'avant-
bras ; les uns avaient tout le côté attaqué, tantôt
la partie antérieure, tantôt la partie postérieure ;
quelques-uns eurent toute la cuisse et d'autres
toute la jambe et le pied à découvert. Mais le
pis était lorsque l'érysipèle attaquait le pubis et
les parties génitales : tels étaient les ulcères produits par l'érysipèle. Il survint d'ailleurs à beaucoup de malades dans les fièvres, ou même avant
qu'elles se déclarassent. Dans tous ces différens
cas, les abcès qui suppuraient, ou le flux de ventre ou des urines louables, mettaient les malades
hors de danger ; mais lorsque rien de cela n'arrivait et que l'érysipèle disparaissait sans cause, la
mort était certaine. La plupart des érysipèles paru-
rent au printemps ; il y en eut aussi durant l'été et
jusqu'en automne. On observa chez quelques-
uns, beaucoup de troubles d'entrailles, des tumeurs
aux environs de la gorge, des inflammations de la
langue et des abcès autour des dents. La maladie
s'annonçait par l'enrouement et l'extinction de la
voix, surtout dans les phthisies commençantes,
ainsi que dans les fièvres ardentes et phrénétiques.
Il est évident que c'est ici la bile qui occasione
tous ces maux par son acrimonie.

APHORISME XXI.

Dans les plaies, l'hémorrhagie qui s'annonce par de vives pulsations des veines est redoutable.

Il s'agit évidemment ici des plaies et blessures profondes, ou d'une certaine étendue. Le régime est ici absolument nécessaire pour les blessés. Ils doivent observer une diète absolue; avoir le ventre libre au moyen des clystères, et se purger, s'il est nécessaire, ou au moins faire usage des laxatifs. On leur fera boire au moment d'un coup ou d'une chute, de l'eau froide ou du verjus; plus tard, ils ne prendront que des alimens liquides; puis on couvrira les parties attaquées d'inflammation de cataplasmes rafraîchissans; quelquefois il faut employer les astringens. (*Traité des affections internes*, § 75.)

Hippocrate, dans le second livre des *Prédictions*, a dit, au sujet du pronostic, qu'avec le secours des mains, en palpant le ventre et en touchant les veines l'on est moins sujet à se tromper qu'en ne faisant point usage du tact: puis, dans le même

14*

livre, il a annoncé que les plaies les plus mortelles sont celles qui intéressent les grosses veines du cou et des aines (probablement ce sont les artères), quoique les veines crurales ou les jugulaires pourraient tout aussi bien produire une grave hémorrhagie qui serait mortelle ; puis les plaies qui attaquent le cerveau et le foie. En outre, dit encore le père de la médecine, il y a un nombre infini de veines grandes et petites, qui causent la mort par hémorrhagie, quand elles sont fortement gonflées par le sang ; tandis que dans d'autres occasions, elles sont ouvertes avec un grand succès. Voilà donc l'origine des saignées bien constatée ; mais la révulsion et dérivation sont indiquées dans le *Traité de la Nature de l'homme*. Toutefois, quelque passage que l'on puisse citer d'Hippocrate, aucun n'indique aussi clairement la distinction réelle faite ici relativement à l'hémorrhagie des artères, bien plus grave que celle des veines. Cette distinction n'est point douteuse dans les plaies ; car elle est visible, parce que les pulsations des moindres artères s'aperçoivent à nu. Il n'y a nul doute qu'Hippocrate, en soignant des blessés, n'ait eu l'occasion d'observer la différence des artères d'avec les veines, puisqu'il l'établit ici en principe. Galien a reproché à Erasistrate et à Hérophile leur système absurde, au sujet de l'air qu'ils voulaient trouver seul contenu dans les artères. Il développe à ce sujet, dans le traité *de Usu partium et de Ad-*

ministrationibus anatomicis, des connaissances tellement profondes et variés en décrivant le cœur, les ventricules et les oreillettes, leurs valvules et la circulation elle-même, que l'on est surpris de voir les modernes consigner dans leurs écrits, que Mondini est le premier anatomiste qui eut fait la dissection immédiate du cadavre de deux femmes, en 1315 ; que Michel, Servet et Columbus ont deviné la circulation du sang et qu'il faut arriver seulement à Clopton-Harvey pour la lui voir décrire en 1668, tandis que l'on soutenait aux écoles de médecine de Paris, que c'était un paradoxe. Mais si l'on se fût avisé de lire attentivement le célèbre Galien, on n'aurait pu lui refuser la palme décernée à ses successeurs ; et force nous est de dire que ce fut seulement dans le seizième siècle, lorsque l'on eut traduit en latin les écrits de ce grand médecin et célèbre anatomiste, que l'on s'aperçut enfin des graves erreurs, que l'on osait soutenir publiquement *ex cathedrâ*. Enfin, il a pratiqué le premier la ligature des artères pour arrêter l'hémorrhagie : c'est encore ce que l'on fait aujourd'hui, mais beaucoup plus artistement.

Les anciens médecins ont désigné dans leurs écrits, sous une même dénomination, les vaisseaux sanguins. Les poésies d'Homère prouvent que l'on connaissait déjà l'anatomie, quoiqu'il n'y eût pas alors la moindre distinction établie entre les veines et les artères. Hippocrate a donc suivi la méthode de son temps. Mais Erasistrate et Hérophile, célèbres anatomistes de l'école d'Alexandrie, avaient fait de grandes découvertes en anatomie : ils connaissaient très-bien les artères, et les croyaient remplies d'air; ainsi, toute hémorrhagie devait toujours provenir des veines. Hippocrate aurait-il pensé de même ? Il a parlé du pouls, toujours en l'attribuant aux veines. « Quand il y a des douleurs, il est bon que les bords de la plaie s'enflamment, qu'après l'hémorrhagie, le pus se montre à la surface des veines. Il faut aussi que l'on observe les bons signes que j'ai décrits, tant au sujet des fièvres que des maladies aiguës dont les mauvais signes sont ici, comme je l'affirme, également dangereux. » En effet, dans la gangrène d'hôpital, on voit aussitôt les plaies prendre un mauvais aspect, le pus se tarir, la fétidité se déclarer, les chairs devenir blafardes ou grisâtres ; et une fièvre adynamique ou ataxique, rémittente, pernicieuse, terminer en quelques momens les jours du blessé. Cela se remarque surtout dans les grandes plaies, où beaucoup de parties charnues sont à découvert; comme après l'amputation du bras ou de la cuisse, l'opération du cancer, etc. L'habileté dans les opérations, quand on emploie le fer et le feu, dit Hippocrate, consiste à éviter de couper ou de brûler de gros nerfs ou de gros vaisseaux, en pénétrant avec le fer dans l'épaisseur des muscles, et à arriver jusqu'au foyer du pus. Ainsi, par exemple, dans l'empyème, si on fait l'opération avec le troquart ou le bistouri. Dans les fractures, l'art est de bien réunir les os; s'il y a quelque partie hors de place , de la bien remettre dans sa position naturelle: de saisir avec fermeté ce qui doit être saisi et de le retenir en le comprimant légèrement, de manière cependant à ne point le laisser échapper. En faisant les bandages, de ne pas courber, ni faire dévier ce qui est droit; de ne pas occasioner inutilement de douleur; de ne pas comprimer là où il n'en est pas besoin; de ne point toucher inconsidérément, en examinant trop souvent les parties soumises au tact, afin de ne pas éveiller leur sensibilité. Quant à la dextérité que l'on met à étendre ou allonger les doigts, ou à les raccourcir avec plus ou moins de grâce, pour montrer une grande souplesse dans l'application des bandages de toute espèce; ceci, en vérité, ne peut passer pour une preuve d'habileté, relativement à l'art de guérir, qui y est absolument étranger. » (Hippocrate, *Traité des maladies*, préf.)

APHORISME XXII.

LA suppuration à la suite de douleurs anciennes du ventre est mauvaise.

———

LES douleurs anciennes du ventre peuvent provenir de contusions, de coups, de chutes ou d'inflammation lente des viscères abdominaux. Ainsi,
par exemple, si la fièvre lente survient; si le teint
est plus ou moins jaune ou livide; si l'infiltration
des jambes ou des cuisses survient, tandis qu'une
forte tumeur, depuis long-temps indolente,
éprouve le travail de la suppuration; si un abcès
se manifeste, il en résultera nécessairement une
suppuration lente, ou un dépôt par congestion. Des
flots d'un fluide purulent feront irruption à travers
les muscles et la peau, ou une partie s'épanchera
dans le ventre, ou bien le pus se glissera dans le
bassin et y détruira le tissu cellulaire, ou il se fera
jour par les ouvertures ischiatiques et supubiennes.
Ainsi se déclarent les dépôts formés dans le ventre,
qui paraissent tout à coup aux aines ou à l'ischion,
après des fièvres ataxiques ou malignes. Il est arrivé dans quelques cas, que des abcès des reins, de

la rate ou du foie, se sont vidés par la perforation des intestins. Alors les malades rendent des selles mêlées de sang et de pus ; ils maigrissent à vue d'œil, tombent dans le marasme et finissent par succomber à la diarrhée, à la phthisie ou à la lienterie ; d'autres meurent d'hydropisie. Il se forme, dit Hippocrate, des suppurations internes dans le ventre, outre les dépôts externes entre les muscles et la peau ; il y a aussi quelquefois des suppurations à la suite des spasmes. Lorsqu'une veine fortement distendue se rompt, le sang extravasé se putréfie et se change en pus : (cela arrive particulièrement à la suite de chutes, de coups, de contusions sur l'abdomen). Ceci arrive de même lorsque les chairs sont violemment tiraillées ou meurtries, elles attirent le sang des veines et y occasionent la suppuration. S'il y a des signes évidens, il ne s'agit plus que de donner issue au pus, pour obtenir la guérison. Si le dépôt se rompt tout à coup intérieurement, le pus ne s'épanche point dans toute la capacité du ventre, ainsi qu'il a été dit à l'occasion des abcès de la poitrine. Cela ne peut arriver d'abord ? (Si, quelquefois, et l'on a vu des malades mourir subitement par la rupture d'un abcès situé dans le ventre). Mais, lorsque le dépôt est circonscrit, la matière est contenue dans un kyste formé par les progrès de l'inflammation, ou dans un tubercule qui a suppuré : (comme cela arrive pour les glandes du mésentère). Quand même on en aurait des signes évidens, il serait bien difficile de s'en assurer; la secousse de la poitrine (ou succussion) est ici inutile. On le connaît plutôt par les douleurs internes qui désignent l'endroit affecté. (Hippocrate , *Traité des maladies, Pronostic.*) Les tumeurs du bas-ventre sont aussi moins sujettes à abcéder, que celles qui sont situées dans l'hypochondre; au-dessous de l'ombilic , elles viennent encore moins à suppuration. Ces dépôts doivent être considérés de la manière suivante: ceux qui se portent au dehors sont les meilleurs, surtout s'ils sont très-superficiels, petits et terminés en pointe; ceux qui sont larges, très-étendus et ne se terminent pas en pointe, sont les plus mauvais. Les dépôts qui s'ouvrent intérieurement, les plus susceptibles de guérison, sont ceux qui ne communiquent point à l'extérieur. (Je crois qu'il faut lire ici le contraire du texte, c'est-à-dire, les dépôts qui ne communiquent point avec les parties internes du ventre, mais seulement formés dans l'interstice des muscles abdominaux, qui sont circonscrits, sans douleur et où la peau des environs ne change pas de couleur.) Le pus le meilleur est blanc, lié, égal, sans odeur fétide : celui qui a des qualités opposées est le plus mauvais.» (*Traité des Pronostics.*)

APHORISME XXIII.

LA dysenterie succédant à des déjections de bile pure est mauvaise.

IL y a alors phlegmasie aiguë ou chronique des intestins, tandis que si la dysenterie a commencé d'abord la première, il peut n'en pas résulter d'accidens, et quelquefois même elle est critique. Notre auteur a remarqué, dans la IIIe constitution épidémique, le changement des déjections de bile pure en dysenterie. « Le ventre, dit-il, était aussi le siége de maux multipliés et très-graves. On vit des ténesmes douloureux , surtout chez les enfans et ceux qui n'avaient pas encore atteint l'âge de puberté; et beaucoup en mouraient. Il y eut aussi des lienteries et des dysenteries, en grand nombre : elles étaient sans douleur quoique violentes; les déjections étaient bilieuses, grasses, ténues et aqueuses. La maladie prenait souvent cette voie, tant dans les fièvres, que lorsqu'il n'y en avait pas. Il y eut aussi des tranchées très-douloureuses et des affections iliaques très-graves. Les malades évacuaient des matières qui étaient retenues depuis long-temps, sans que les douleurs cessassent. Celles-ci ne cédaient que très-difficilement à l'action des remèdes, et ordinairement les purgations aggravaient le mal. La plupart de ceux qui étaient ainsi affectés, mouraient promptement (d'entérite ou gastro-entérite aiguë); d'autres résistaient plus long-temps, mais succombaient lentement à une phlegmasie chronique des intestins. » C'est ici qu'il faut employer le traitement antiphlogistique et redouter de donner les irritans et les échauffans. On peut alors faire une saignée du bras, si le pouls est plein ou tendu; appliquer plusieurs fois des sangsues sur l'abdomen ou au siége; faire prendre des bains tièdes, des lavemens doux et calmans avec l'amidon; prescrire des boissons mucilagineuses, l'eau de ris, édulcorée avec le sirop de guimauve, et la diète la plus stricte. Hippocrate ordonne, d'observer le régime le plus sévère, tandis que les douleurs de ventre continuent. Le *Traité des Humeurs* contient tous les grands principes de théorie, pour la dérivation de l'irritation locale et des douleurs, par les synapismes, les ventouses scarifiées et les épispastiques; les bains, les purgatifs, les diurétiques, les apéritifs. Ce *Traité* est un utile supplément au livre du *Régime dans les maladies aiguës.*

APHORISME XXIV.

Dans les fractures du crâne, la stupeur ou le délire, si la plaie est pénétrante, est de mauvais augure.

Nous avons précédemment expliqué cet aphorisme. La fracture des os du crâne peut se compliquer de commotion ou d'épanchement; la stupeur en est le principal symptôme. Les esquilles peuvent irriter ou piquer les méninges, ou comprimer le cerveau. Il faut nécessairement les extraire ou les relever, pour dissiper les accidens; quelquefois il est nécessaire de recourir à l'opération du trépan.

APHORISME XXV.

Les convulsions causées par les purgatifs sont mortelles.

Nous avons précédemment expliqué cette sentence. (Voyez *Aphor.* 2, sect. v.)

APHORISME XXVI.

Dans les vives douleurs de ventre, le froid des extrémités est un mauvais signe.

Si les douleurs sont spasmodiques, le froid des extrémités n'est pas, aussi dangereux que lorsque ce dernier est produit par une vive concentration de la chaleur vers les viscères du ventre. Alors non-seulement les pieds et les mains, mais toute l'habitude du corps sont comme frappés d'insensibilité générale. S'il se manifeste des défaillances ou le hoquet, après des nausées, des vomissemens, des coliques, on doit craindre les progrès d'une fièvre pernicieuse. Ici l'inflammation se change promptement en gangrène. La lividité des pieds ou des mains, jointe au froid, en est un symptôme visible, comme dans l'empoisonnement par l'arsenic. Il y a donc aussi un principe corrosif, qui circule dans la masse des humeurs, puisqu'il produit constamment sur les parties où il se porte, des escarres gangréneuses, des anthrax, des bubons; tandis que la suppuration est la seule voie de guérison. Ceci s'observe au deuxième degré du bubon pestilentiel. L'inflammation ordinaire se dissipe par les saignées et le régime antiphlogistique.

APHORISME XXVII.

Lᴇ ténesme chez les femmes enceintes est une cause d'avortement.

Lᴇ ténesme est un symptôme de dysenterie ; il y a les mêmes suites à craindre que dans la diarrhée excessive, qui produit aussi l'avortement ou la fausse couche, chez les femmes enceintes, parce que les contractions de la matrice sont éveillées à contre-temps par les intestins. L'irritation spasmodique devient sympathique, et dès lors la perte utérine se déclare. Si on ne peut calmer les coliques ou le ténesme, la fausse couche est inévitable ; il faut donc la prévenir ici par la saignée du bras, les lavemens, les cataplasmes émolliens, les opiacés, les bains tièdes. Lisez les précédens commentaires sur la vᵉ section, relativement à l'avortement, présenté avec tous les documens nécessaires, du moins autant que la concision du plan de cet ouvrage le permet.

APHORISME XXVIII.

Lorsqu'un os, un cartilage ou un nerf sont entièrement divisés, ils ne croissent, et ne se réunissent point.

Nous avons expliqué précédemment cette sentence. (Voyez *Aphor*. 19, sect. vi.)

APHORISME XXIX.

Si une forte diarrhée se déclare dans la leucophlegmatie, elle termine la maladie.

Le principe est ici le même que celui que nous avons expliqué, dans un commentaire précédent ; il y a même plus d'espoir ici de voir la maladie se terminer par les urines que par la diarrhée. S'il n'y a pas encore d'épanchement dans la poitrine, ni dans le ventre, il y a ici une voie plus directe pour le passage du fluide aqueux, dans le système des vaisseaux absorbans urinifères; mais le système cutané manque d'action. On emploie les frictions sèches ou aromatiques et les spiritueux, pour exciter l'action des absorbans, surtout quand l'anasarque provient d'une suppression subite de transpiration; on a obtenu ainsi la guérison. De simples mouchetures faites aux jambes, ont produit aussi une révulsion utile, ainsi que les vésicatoires; toutefois ces derniers deviennent facilement gangréneux. Les frictions sur la peau avec les excitans diffusifs, tels que la teinture de digitale pourprée et l'éther, facilitent la résolution du fluide épanché. Lorsque l'action des absorbans est immédiatement empêchée par la pléthore, le meilleur moyen d'opérer la résolution est la saignée du bras; elle réussit quand la maladie est récente et provient en général des embarras de la circulation, comme après le bain froid, et dans la grossesse; il n'en est pas de même à la suite des fièvres intermittentes. Les purgatifs conviennent encore moins ici que les diurétiques et les apéritifs, qui agissent plus lentement. Le quinquina, donné à contre-temps dans les fièvres tierces et quartes, a produit souvent la leucophlegmatie et même l'ascite, en supprimant les accès. Le sang ne se décompose pas au point d'être tout-à-fait aqueux; mais on observe qu'après de nombreuses saignées, sa plasticité diminue: on n'observe plus l'espèce de gelée albumineuse, blanchâtre, qui se forme à sa surface; l'irritabilité des muscles se détruit; la couleur des chairs devient pâle; la chaleur générale diminue; le pouls s'affaiblit, s'éteint sous les doigts; les propriétés vitales languissent, et les forces physiques ou de gravitation prédominant sur les forces vitales, tous les tissus s'infiltrent, surtout les jambes et les pieds, quand l'épanchement a lieu dans le ventre. Les bras et les mains sont aussi œdémateux, quand la poitrine se remplit d'eau; mais le scrotum, la verge et les grandes lèvres présentent une tuméfaction aqueuse extraordinaire. C'est quelquefois ainsi que débute l'anasarque; il faut donc rechercher quelle en est la cause, pour la combattre plus efficacement, suivant cet axiome reçu en médecine: *Principiis obsta, serò medicina paratur.* Guérison d'une ascite par la paracenthèse et l'emploi simultané des diurétiques. (*Journal der Pract.* Heilkemde, décembre 1822.)

Une femme de quarante-huit ans a eu successivement dans l'espace des vingt derniers : 1° une couche laborieuse ; 2° une fièvre intermittente, depuis laquelle elle éprouvait souvent des douleurs dans le bas-ventre et quelques symptômes bilieux; 3° un prolapsus utérin, qui nécessite maintenant encore la présence d'un pessaire. Vers l'âge de quarante-cinq ans, la menstruation, qui avait déjà considérablement diminué, cessa tout-à-fait, et il survint dès lors une tuméfaction graduelle du bas-ventre, contre laquelle tous les secours des médecins qui furent appelés, échouèrent. La maladie fut déclarée incurable.

Cette femme étant entrée à l'hospice de la Clinique de Berlin, la paracenthèse fut pratiquée et donna issue à une pinte d'un liquide bien foncé, limpide. On appliqua un bandage de corps serré autour de l'abdomen ; des boissons diurétiques furent administrées en grande quantité ; et ces moyens, joints à une diète assez suivie, guérirent radicalement la maladie. (*Bullet. des Scienc. méd.*, tom. **v**, p. 280.)

APHORISME XXX.

Dans les diarrhées avec déjections spumeuses, la pituite descend de la tête.

Les déjections alvines peuvent être très-abondantes ; on ne doute pas que chez les phthisiques elles n'entraînent du pus ; le flux colliquatif est ici indestructible : car lorsqu'on tente de le supprimer, la respiration s'embarrasse aussitôt. Il y a bien une fluxion d'humeur qui s'annonce généralement, chez les phthisiques, comme une excrétion particulière de la membrane pituitaire ; il est certain cependant que, chez les phthisiques de naissance, la maigreur de la tête est incomparablement plus grande que chez d'autres sujets atteints accidentellement de la même maladie. Peut-on concevoir ici la possibilité d'une métastase de pituite ou de fluide lymphatique, qui se porte sur les intestins, parce que les selles sont écumeuses ? voilà ce qu'il n'est pas possible d'admettre. En nous bornant à parler même des évacuations bilieuses pures, couvertes d'écume, cela ne peut provenir que d'un mélange plus ou moins exact des matières et de l'influence des gaz intestinaux, sans que l'on puisse en rien conclure, sinon qu'il faut porter toute son attention sur les organes internes ; car si le foie ou l'estomac, ou les canaux biliaires, ou les intestins sont affectés, on doit employer les moyens thérapeutiques les plus convenables pour y remédier. Ainsi, l'irritation qui accompagne des selles de bile pure, doit être combattue par les laxatifs, les lavemens et les adoucissans ; les gommeux, les mucilagineux. Si des coliques ou des tranchées accompagnent le flux de ventre, il faut appliquer des sangsues au siége ou sur le ventre ; faire des fomentations émollientes, recourir aux lavemens avec l'amidon ou la décoction des plantes émollientes.

APHORISME XXXI.

Dᴀɴs les fièvres, les urines qui déposent une matière semblable à une farine grossière, présagent un long terme.

Oɴ voit ici le résultat d'observations particulières, qui d'ailleurs peuvent avoir été présentées par notre célèbre auteur, en les résumant sous la forme d'aphorismes. Les épidémies, telles qu'il les a décrites, sont des modèles en ce genre. C'est aussi, en s'y fixant, que l'on sera plus en état de comprendre tout le mérite de cette doctrine. Pour bien en saisir les points de comparaison avec nos connaissances actuelles, les explications théoriques ne nous manquent pas ; mais les faits de pratique consignés dans la 1re constitution du livre 1er des *Épidémies* d'Hippocrate, méritent d'être médités. « Les urines furent constamment d'une bonne couleur, mais ténues, avec un sédiment modique ; presque tous ceux qui les rendirent, en eurent après la crise avec un sédiment copieux et d'autres signes favorables. » Les parotides douloureuses, dans les fièvres avec terminaison critique, ne se résolvent ni ne suppurent, dit Hippocrate, mais se dissipent par un flux de ventre bilieux ou la dysenterie, des urines épaisses, sédimenteuses, comme chez Hermippe le Clazoménien (mal. x^e). Les urines étaient, dans la première constitution, accompagnées de douleurs et alternativement aqueuses, semblables à des râclures, purulentes avec strangurie, sans nulle affection des reins ; mais seulement par apostase ou conversion de la maladie. Le seul signe salutaire, qui annonçait presque toujours la guérison, même dans un extrême danger, fut la *strangurie* ; toutes les crises tendaient à cette fin ; elle eut lieu communément chez les enfans ; elle survint aussi à un grand nombre de personnes, qui n'étaient point alitées et à celles qui n'étaient plus malades. Il se faisait alors un changement notoire et subit ; les flux de ventre du plus mauvais caractère et très-opiniâtres cessaient incontinent ; les malades recouvraient l'appétit et prenaient volontiers des alimens ; la fièvre s'adoucissait à la suite de la strangurie et des douleurs. Les urines devenaient abondantes, épaisses, variées, rouges, purulentes, douloureuses. De tous ceux qui éprouvèrent ce symptôme salutaire, aucun, que je sache, ne périt. »

Voyons maintenant ce que Hippocrate blâme particulièrement dans l'excrétion urinaire. Il annonce dans la troisième constitution, dite pestilentielle, que le ventre était aussi le siége de maux multipliés et très - graves : on vit des ténesmes

« douloureux, surtout chez les enfans et ceux qui n'a-
» vaient pas encore atteint l'âge de puberté, et beau-
» coup en mouraient. Il y eut aussi des lienteries
» et des dysenteries en grand nombre ; elles étaient
» sans douleur, quoique violentes ; les déjections
» étaient bilieuses, grasses, ténues et aqueuses. Les
» urines étaient très-abondantes et hors de propor-
» tion avec la boisson ; mais leur qualité était mau-
» vaise, n'ayant ni consistance, ni apparence de
» coction, ni séparation favorable. En effet, quoique
» la dépuration qui se fait par les urines, quand elle
» est d'une bonne nature, soit toujours d'un bon au-
» gure; ici, au contraire, la plupart des malades ren-
» daient des urines qui ne signifiaient que colliqua-
» tion, trouble, état laborieux et défaut de crise. »

Ainsi, deux genres d'observations semblables
peuvent sans cesse se renouveler devant nous,
quoi qu'en puissent dire les novateurs ; car dans
toutes les maladies que nous avons sous les yeux,
les urines claires, d'une mauvaise couleur, ou
sans dépôt, présagent des longueurs ; tandis que
celles qui déposent dès le commencement une
matière blanche, lisse et sédimenteuse, annoncent
une solution prompte et prochaine. Des matières
furfuracées s'observent dans les mauvaises fièvres
avec délire et phrénésie ; enfin, ces dépôts sont de
mauvais augure. (Hipp., *Pronost.*)

APHORISME XXXII.

Les urines avec un dépôt bilieux, mais claires à la superficie, indiquent une affection aiguë.

Nous savons que la quantité de l'urine augmente ou diminue, suivant le genre des affections ; que la couleur change, ainsi que l'odeur et la consistance ou l'épaisseur. Ainsi, par exemple, l'extrême limpidité et le défaut de couleur, annoncent les accès d'hystérie, d'hypochondrie, le délire, la phrénésie, les convulsions. Les urines presque blanches, sont des signes de vers chez les enfans ; les brunes, noires, accompagnent l'ictère chez les adultes ; les briquetées, rouges et rares, accompagnent les accès des fièvres intermittentes ; les rouges et rares, l'hydropisie et les inflammations des viscères ; les troubles et jumenteuses, présagent les douleurs de tête ou même le délire dans les fièvres continues. Ces signes sont-ils inséparables de toute autre indication pour un médecin observateur ? que peut-on penser de l'uroscopie en général ? Hippocrate, en nous transmettant ses aphorismes, n'a sans doute pas voulu y intercaler des propositions erronées ou insoutenables, et la preuve que tel n'a pas été son dessein, c'est qu'il a constamment remarqué l'excrétion urinaire, soit dans ses constitutions épidémiques, soit dans ses observations particulières. Ainsi on observe, par exemple, que l'absence ou la présence d'urines sédimenteuses a été constamment notée par le père de la médecine, et qu'il fit saigner Anaxion, malade huitième du premier livre, qui avait une douleur aiguë au côté, et des urines sans un dépôt quelconque.

APHORISME XXXIII.

LES urines avec des nuages divisés, annoncent un grand trouble intérieur.

LA coction, pour être parfaite, doit assimiler les substances hétérogènes à nos fluides et les rendre homogènes. Ainsi la séparation des nuages dans l'urine ou énéorèmes est un signe du défaut ou d'inégalité de coction. Le trouble des fonctions amène cette désunion des molécules, soit de la matière alibile, soit des fluides soumis au travail préparatoire de chaque organe. Les symptômes morbides sont les lésions diverses des viscères, la suspension ou interruption des sécrétions et des excrétions, et les modifications qui en résultent par l'exaltation ou la diminution des propriétés vitales. Ainsi, par exemple, le diabète est un cas rare de cette modification, puisque l'urine, naturellement très-âcre ou saline, acquiert un goût sucré; et que les larmes, naturellement douces et limpides, deviennent âcres, au point d'excorier les membranes du globe de l'œil; mais tout le mal est-il dans l'organe affecté localement? Que si, par exemple, une irritation est portée sur le canal intestinal, les déjections alvines seront d'abord claires et abondantes par un purgatif; mais elles seront quelquefois très-cuisantes et très-âcres. On peut ainsi se former une idée du changement des qualités et de la consistance des humeurs, par la fluxion de la membrane pituitaire. « Voici des signes bien visibles qui nous touchent personnellement, dit Hippocrate, et qui nous prouvent combien les humeurs peuvent acquérir d'acrimonie. Ainsi, par exemple, le coryze s'annonce par une fluxion du nez, qui donne issue à des humeurs beaucoup plus salées que dans l'état habituel; cet organe est attaqué d'enflure, de chaleur et de cuisson; ce dont il est facile de s'assurer par le tact. Quoique ce soit une partie dure et sèche, néanmoins il s'y forme des excoriations; la chaleur ne s'apaise pas, tant que la fluxion et l'inflammation dominent; mais seulement après la transformation pituitaire, devenue moins âcre, plus épaisse, plus cuite, mieux mêlée; en un mot, telle qu'elle était avant la fluxion. D'autres fois le coryze survient immédiatement par l'action du froid, sans aucune cause apparente ; la résolution s'obtient alors par la chaleur ; de même que celui qui provient de chaleur se dissipe promptement par le froid ; la coction n'y est pas alors nécessaire. Mais les autres fluxions qui se forment par l'acrimonie des humeurs et par leur défaut de mélange, ne peuvent s'apaiser autrement que par la coction pour leur assimilation.

« Combien ces fluxions d'humeurs qui se jettent sur les yeux, continue notre auteur, ne sont-elles pas virulentes et pleines d'acrimonie ! les paupières s'ulcèrent, les joues s'excorient au-dessous des yeux, et quelquefois même l'acrimonie des humeurs est si grande, qu'elle attaque et ronge les membranes qui environnent le globe de l'œil. Les douleurs, la chaleur et l'inflammation continuent jusqu'au dernier moment de la fluxion, et ne cessent que lorsque les humeurs sont devenues plus cuites, plus épaisses, au point de former une espèce de croûte, que l'on nomme la chassie. Leur coction est donc le résultat de leur mélange et de leur température égale, pour leur assimilation. Si les parties qui communiquent avec la gorge sont attaquées de fluxion, il faut s'attendre aux enrouemens, aux squinancies, à l'érysipèle, à la péripneumonie, uniquement parce que des humeurs

15*

salsugineuses s'y portent en quantité, savoir : la
bile jaune et verte ou atrabile, retenues dans le
foie et la vésicule du fiel, et qui s'en échappent
tout à coup avec violence et se fixent sur quelque
partie. C'est ainsi que se déclarent l'érysipèle, la
squinacie, la pleurésie, le choléra, les coliques
de miserere. Les maladies sont alors dans toute
leur violence, tant que domine la crudité ; mais
lorsque les humeurs sont devenues plus consis-
tantes par la coction, elles se dépouillent de toute
leur acrimonie, l'inflammation cesse avec la fièvre,
ansi que les autres symptômes, » (Hipp. *Traité de
l'ancienne médecine.*)

APHORISME XXXIV.

Les urines où nagent des bulles en haut,
désignent une affection des reins, ordinairement longue.

Dans les longues fièvres, on ne peut douter que
les urines claires, très-abondantes, présentant
beaucoup de bulles d'air à leur surface, ne soient
signe de colliquation; non parce que l'on en
juge seulement d'après la nature de l'urine; mais

bien, plutôt en ayant égard aux symptômes morbides, propres à l'affection des organes. Ainsi, dans
les coliques néphrétiques, les urines sont généralement claires, parsemées de bulles d'air ; ensuite,
quand les douleurs sont terminées, elles se trou-
blent , se chargent de petits graviers , rouges ou
bruns, et déposent comme du sable au fond du
vase. Si l'urine ne change point après un certain temps, il est très à craindre que le malade
ne puisse aller jusqu'au terme où elle présentera
des signes de coction : bien entendu que nous n'exi-
geons pas un examen minutieux de l'urine, à
l'exemple de ces tireurs d'horoscope, qui font com-
merce de l'uroscopie sans voir les malades : c'est
le comble de la sottise humaine.

. La différence entre des urines très-claires et
très-épaisses n'est que la conséquence du même
principe admis dans la théorie de l'auteur ; car le
commencement de la crudité ou fluidité des humeurs est absolument opposé à leur épaisseur ou
consistance, qui est un produit de la coction, dont
le dernier degré s'étend à la suppuration. L'excrétion urinaire, moins abondante par ses élémens plus
rapprochés, devient nécessairement plus consis-
tante. Le liquide est alors plus foncé en couleur,
plus âcre, plus épais ; il peut y avoir colliquation ou
fonte des parties graisseuses : ce qui arrive quelquefois dans les fièvres, soit par métastase, soit
autrement.

APHORISME XXXV.

LES urines avec une couche grasse, épaisse, qui surnage, indiquent aussi une affection des reins, mais aiguë.

L'URINE épaisse, formant un dépôt blanchâtre, dénote quelque douleur ou tumeur aux articulations : et qu'on ne dise pas que le philosophe de Cos aurait fait aucune prédiction imaginaire : il recommande très - expressément d'être ici très - circonspect : « Car il faut bien savoir que quiconque parviendra à prédire avec justesse, excitera l'admiration des malades intelligens, mais que celui qui se trompe, outre qu'il sera haï, peut-être passera-t-il ensuite pour un insensé. » (*Préd.* livre II, § 6.) C'est pourquoi le divin vieillard répète encore le même précepte à ses disciples : «Je recommande d'être très-réservé dans les prédictions, comme dans toute autre chose ; car, je vois et j'entends tous les jours des gens, qui ne savent ni juger ce qui est fait et écrit dans notre art, ni en rendre compte. » (Même liv.) L'uroscopie est donc blâmée par le père de la médecine. La bile forme ici la couche grasse, épaisse, dont parle l'auteur.

APHORISME XXXVI.

Quand ces mêmes signes d'affection des reins, se joignent à de vives douleurs des muscles de l'épine du dos, mais extérieurement; attendez-vous à un abcès externe, et interne au contraire, si les douleurs sont plus internes.

———

La théorie de la formation des abcès externes et internes est très-bien exposée par l'auteur, dans le premier livre des *Maladies*, § 59 et 60. « Toutes les fois que les chairs sont froissées ou tiraillées, ou blessées, ou meurtries d'une manière quelconque; alors elles s'échauffent et deviennent douloureuses; elles attirent ainsi la portion la plus fluide des veines et des muscles environnans. Cette humidité surabondante se dissipe ensuite par l'excès de chaleur, qui la dissémine dans toutes les parties du corps, de la même manière qu'elle est attirée intérieurement, quoiqu'elle se dissipe bien plus facilement, par les veines que par les chairs. Cependant ces dernières jouissent aussi de l'absorption. Si donc, à raison de la quantité des humeurs qui sont absorbées généralement, il n'en parvient que très-peu dans les chairs ou les muscles, les douleurs y deviendront insensibles, la couleur livide s'effacera avant qu'une maladie se soit déclarée, et avec le temps la santé se rétablira. (On ne peut douter ici de l'utilité de la saignée du bras et surtout de l'application des sangsues sur la partie blessée, ou des ventouses scarifiées, très-usitées chez les anciens pour favoriser la résolution du sang épanché. Ces principes sont ici très-bien exposés suivant notre théorie actuelle). Lorsque les muscles sont beaucoup plus pénétrés de chaleur que de coutume, la fluxion des humeurs s'y porte; ils deviennent alors douloureux. La partie du corps où s'établit *la fluxion est celle où les humeurs se fixen;t* (grand principe de pratique médicale qui appartient, comme l'on voit, à Hippocrate, et non aux médecins physiologistes de notre époque). Stahl avait dit avant eux, relativement à l'irritation occasionée par les passions tristes : *cura, spina est in visceribus;* mais la priorité du principe appartient à Hippocrate : on y éprouve une douleur aiguë. On a cru que les ruptures ou déchirures pouvaient donner lieu à une métastase; mais cela ne se peut : toutes les lésions semblables ont la plus grande *analogie avec les ulcères ou plaies.* Les humeurs se portent rapidement des chairs dans les veines; lorsqu'elles s'y sont échauffées et épaissies plus qu'à l'ordinaire, des douleurs se déclarent jusqu'à ce que le fluide épanché , soit assimilé aux autres humeurs pour la consistance et pour le degré de froid ou de température naturelle; (ou qu'il se convertisse en pus par la coction). Si le pus se porte au dehors, il ne s'agit plus que de lui donner issue ; mais s'il s'épanche au dedans , il arrive ordinairement que *les sujets périssent,* après avoir langui long-temps , à la suite de suppuration , de fistules ou d'abcès , qui entraînent le marasme , la fièvre lente et la phthisie. Quand ce sont les reins qui en sont atteints, le même danger est à craindre; néanmoins, il y a des exemples de guérisons même par l'opération de la néphrotomie, quand les abcès étaient internes ; et même , il y a des abcès internes des reins, qui se sont vidés par les selles, en perçant les intestins ; ou par les urines, en se portant directement dans la vessie.

APHORISME XXXVII.

LE vomissement de sang, lorsqu'il est sans fièvre, peut être salutaire ; mais avec fièvre il est dangereux. Il faut alors y remédier par les rafraîchissans et les astringens.

Nous avons exposé dans le *Commentaire* 25, section IV, le principe contraire, et ceci implique contradiction; l'exception ne fait pas loi : c'est donc de celle-ci qu'il s'agit, dans l'aphorisme que nous avons sous les yeux. Comment une hémorrhagie provenant, soit de l'estomac, ou de la rate, soit du poumon, pourrait-elle jamais être salutaire? S'il n'y a pas de fièvre? Mais il faut avoir la certitude qu'elle ne se renouvellera pas, et s'il y a de la fièvre, le danger devient si imminent en peu d'instans, que la mort peut en être le résultat. Or, en suivant le principe de l'auteur, qui est pour le traitement de saigner jusqu'à défaillance, et de manière à ne laisser que la quantité de fluide nécessaire pour entretenir la circulation, on conçoit fort bien que l'on arrêtera artificiellement l'hémorrhagie, si on est appelé à temps. Je suis parvenu ainsi à arrêter le vomissement de sang du poumon ; mais les malades ont fini par devenir hydropiques, ou sont morts de phthisie. Toutefois, j'ai connu divers sujets phthisiques, pour n'avoir pas été assez saignés, tandis que d'autres ont survécu, ayant été traités suivant toute la rigueur du précepte d'Hippocrate. Il en est à peu près de même du crachement de sang ou hémoptysies, chez les sujets de dix-huit à trente-cinq ans, que l'on peut aussi guérir radicalement par les saignées du bras, si la maladie est accidentelle; car celle qui a lieu chez des individus nés de parens phthisiques, est inguérissable. En général, l'art fait donc ici tout le bien, et la nature tout le mal. Quant au vomissement de sang provenant de l'estomac ou hématémèse, s'il est avec fièvre, il faut également le faire cesser par les saignées ; mais, s'il est périodique et sans fièvre, il peut empêcher des maux plus graves. Par exemple, dans la suppression des règles, il préviendra la phthisie pulmonaire, les convulsions, ou même l'apoplexie, chez les femmes très-pléthoriques. Toutefois, on ne peut jamais regarder le vomissement de sang comme salutaire, quoiqu'il puisse se continuer quelquefois sans danger pour la vie, et que même il rétablisse jusqu'à un certain point la santé.

APHORISMES.

La fièvre tierce exacte se juge en sept accès au plus*.

Les maladies aiguës se jugent en quatorze jours *.

Les fièvres aiguës se jugent en vingt jours. (*Aphor.* 23, sect. 11e, édit. grecque-latine-française, Paris, 1811; *Comment.* Paris, 1817.) Voici maintenant l'ancien aphorisme 23 : les maladies aiguës se jugent en 14 jours. Il n'est pas possible de confondre deux propositions aussi distinctes dans la pratique médicale. Si toutes les fièvres étaient des phlegmasies de l'estomac, il faudrait les traiter toutes de la même manière; et si les phlegmasies n'étaient pas des affections entièrement différentes des fièvres, les crises dans ces dernières maladies, seraient absolument nulles ou imaginaires. Il nous faudrait rayer par conséquent de la doctrine d'Hippocrate, les jours critiques. Toutefois, l'exception présentée par les novateurs, ne détruirait point les grands principes de traitement des phlegmasies, primitivement adoptés par le père de la médecine. Les jours critiques ne deviendront jamais chimériques, parce que des épidémies accompagnées de fièvres, les rétabliront toujours naturellement, sans qu'il soit au pouvoir de personne, d'y pouvoir mettre obstacle, même en mettant en péril la vie des malades. Les affections sporadiques sont rarement sujettes aux jours critiques; et c'est effectivement la seule différence que nous faisons entre elles et les maladies épidémiques, contagieuses ou non contagieuses.

Les fièvres intermittentes qui ont conservé leurs types quelque temps, dégénèrent quelquefois en aiguës continues, si le malade s'est trop couvert, ou s'il a fait usage de remèdes trop chauds ou excitans, pour en tenter la guérison; plusieurs

sujets qui en étaient attaqués, au rapport de Sydenham, se sont exposés à l'affection du cerveau, lorsque ces maladies eurent dégénéré en fièvres continues, et dont ils furent victimes. Sydenham
recommande donc de ne point essayer témérairement la guérison des fièvres quotidiennes et tierces
par les sudorifiques, si surtout ces fièvres n'ont
pas encore leurs périodes bien régulières, et tendent à dégénérer en continues. Dans d'autres occasions, il a remarqué que si la sueur qui termine
le paroxysme des fièvres intermittentes, se prolonge
outre mesure, tandis que le malade est suffoqué
par ses couvertures, la fièvre continue s'allume.
On voit, d'après ce qui vient d'être dit, que la trop
grande chaleur et l'exercice trop violent, sont surtout les causes auxquelles il faut attribuer le changement des intermittentes, en continues. Ainsi, on
donna le conseil imprudent à une jeune fille attaquée de fièvre quarte, de boire une assez grande
quantité d'eau-de-vie, et ensuite, de la bière
chaude avec du poivre; d'où la fièvre tierce simple
se changea en continue très-violente; le délire eut
lieu pendant plusieurs jours; enfin, la fièvre tierce
reparut, devint irrégulière avec des symptômes
très-opiniâtres et très-violens.

J'ai vu, dit Van-Svieten (tom. 3, pag. 469)
une fièvre quarte, que l'on traita au printemps, par
des médicamens très-chauds, dégénérer en pleurésie grave; la fièvre ne cessa pas par la pleurésie,

comme dans le cas rapporté dans le *Commentaire* 738; au contraire, le paroxysme, après l'usage des médicamens très-chauds, ne cessait pas entièrement; il se convertissait immédiatement en pleurésie.

Dans cette maladie, il faut avoir égard à l'âge et à la saison; s'il n'y a pas de symptômes de pléthore, et que l'on soit en été ou à la fin de l'automne, il faut donner un émético-cathartique; si la langue est très-chargée, l'haleine fétide, l'appétit nul, on donnera ensuite des purgatifs salins ou des amers et des apéritifs, jusqu'à ce que les accès se terminent. On peut ainsi attendre; mas, s'il y a beaucoup de faiblesse, si les accès sont plus longs que de coutume, après les évacuations du ventre, on doit recourir au quinquina ou au sulfate de quinine. Les infusions amères, le vin d'absinthe, sont des moyens utiles dans les cas les plus simples. Si la douleur de tête est très-forte, la figure très-rouge, le pouls plein et tendu; si le sujet est jeune et dans la saison vernale, la saignée du bras devient indispensable, puis on emploie le traitement ordinaire sans quinquina. Si la maladie commence par des lipothymies ou des syncopes; si le sujet est âgé ou épuisé, si le frisson est très-long, il faut donner tout de suite l'infusion de quina, puis le sulfate de quinine; la fièvre est ordinairemen rémittente, et avec un double accès, de deux jours l'un.

Les maladies les plus graves, telles que les fièvres continues, bilieuses, inflammatoires, putrides et malignes, adynamiques, ataxiques que nous nommons généralement des fièvres essentielles, et qui règnent dans tout le globe, ne peuvent avoir changé de nature. Leur marche a été observée si souvent, qu'il serait superflu de s'y arrêter plus long-temps et d'en donner la description. Je serai doublement blâmable aux yeux de certains médecins, d'avoir conservé dans le texte grec de la Biblothèque du roi, un aphorisme, qui ne cadre point avec leurs prétentions, quoiqu'il se trouve parfaitement d'accord avec la doctrine Hippocratique, et que ce soit d'après cette seule conviction, que je l'aie adopté, non par un changement irrégulier fait au texte, mais par la seule transposition de l'Aphorisme 23 de la 11ᵉ sect., au n. 37 de la v11ᵉ, s'accordant parfaitement avec les Aphorismes suivans.

Mais puisque la vérité et l'observation en médecine, se sont accordées depuis des siècles, sur un point de doctrine confirmé des faits de pratique médicale, je ne vois pas qu'il soit nécessaire d'insister plus long-temps sur ce sujet. Voir les *Aphorismes* 24, sect. 11 et xxxvi, sect. 1v; le livre des *Crises* en entier, celui des *Jours critiques*, les *Constitutions épidémiques*, décrites si admirablement par Hippocrate, notamment les premier et troisième livres, qui sont ses chefs-d'œuvre; et une foule de sentences consignées dans ses autres ouvrages, tels que les *Prénotions*, les *Pronostics de Cos*; les deux livres des *Prédictions* ou *Prorrétiques*, tous ces traités sont traduits en français avec le texte grec en regard.

APHORISME XXXVIII.

Les catarrhes aigus de la poitrine se jugent par coction en vingt jours.

Cette sentence m'attirera encore des objections. Que signifie, dit-on aujourd'hui, la coction? On invoquera contre Hippocrate même l'autorité de Sydenham, de Baglivi, pour blâmer ce père de la médecine : l'un vous dit qu'il peut prévenir la coction, et l'autre, qu'il ne faut pas s'y fier. Mais Boerhaave, Van-Swieten, qui avaient tout aussi bien connaissance de la nature des maladies, ne l'ont point traitée de chimérique. Bordeu, Robert, Lacaze, Barthès, Portal, Pinel, ne sont pas les antagonistes du père de la médecine. Mais d'ailleurs, que serait ici l'opinion des maîtres les plus célèbres, si c'était une erreur? Quel moyen faudrait-il prendre pour s'en préserver? La pratique

médicale est encore ici le seul guide des médecins.
Les catarrhes de la poitrine se terminent-ils par
suppuration en vingt jours, comme on le prétend
dans les traductions latines et autres ? Nous faisons
cependant une grande différence entre les maladies des vieillards et celles des jeunes gens : c'est
Hippocrate qui l'établit ainsi dans le livre 1ᵉʳ des
Maladies, § 70. «Les vieillards ont peu de ton ;
leurs chairs ainsi que la peau adhèrent faiblement
aux os ; le tissu en est plus rare et plus lâche ; aussi
les lésions ne peuvent être aiguës, de même que
chez les jeunes gens ; les douleurs sont beaucoup
moins vives ou plus lentes, même au commencement
des maladies. Il doit arriver aussi, que la suppuration des ulcères et des abcès de la poitrine, ne
peut se tarir aussi promptement par les crachats ;
c'est pourquoi les premiers se débarrassent beaucoup plus difficilement que les seconds. Les vieillards dont les poumons sont plus rares et caver-
neux, et dont la trachée artère est plus ample, ne
sont pas aussi sujets que les jeunes gens, à un amas
de pus dans la poitrine et à la surface des ulcères ;
car à mesure qu'il se forme, il est entraîné nécessairement par le poumon vers la trachée artère.
Or, les vieillards, en qui la maladie est moins aiguë, expectorent avec plus de facilité ; leurs accès
fébriles ne sont ni très-aigus ni très-rapprochés,
les douleurs sont plus faibles ; en général, ils ne se débarrassent donc que très-difficilement et incompléte-

ment des maux de poitrine. Ils se consument lentement, tantôt en crachant du pus et du sang, tantôt en n'en rendant pas du tout. Ils continuent ainsi jusqu'à la fin de leur vie, sans aucun autre changement; ils périssent ordinairement lorsque quelque affection, analogue à la première maladie dont ils sont atteints s'y joint, et la rend plus violente. Au nombre de ces affections sont surtout la pleurésie et la péripneumonie.» Ainsi, l'aphorisme d'Hippocrate est éminemment vrai pour les vieillards; je l'ai remarqué en maintes occasions. Quant aux adultes, et à ceux qui approchent de la vieillesse, il est certain que la suppuration peut avoir lieu en vingt jours, dans les catarrhes très-aigus de la poitrine, mais par exception. Or, la saignée du bras, les sangsues sur la poitrine, les vésicatoires, les boissons adoucissantes, légèrement stimulantes, sont très-bien indiqués pour favoriser la résolution de l'inflammation. C'est ici la membrane muqueuse des bronches et du poumon, qui est le siége de la sécrétion muqueuse des crachats épais. Il faut donc calmer l'irritation, la détourner de la poitrine par de légers laxatifs, les expectorans, les gommeux et mucilagineux, la gomme arabique, les béchiques, le sirop d'ipécacuanha, le kermès minéral, l'oxymel scillitique. Ces médicamens sont utiles, mais ils doivent être administrés avec de grandes précautions et avec une sage réserve; s'il y a des symptômes de pleurésie ou de péripneumonie avec des crachats teints de sang, ou seulement rouillés et douleur de côté, les sangsues, les vésicatoires sur le côté sont très-bien indiqués.

APHORISME XXXIX.

Si l'on rend par l'urètre du sang pur ou des grumeaux de sang, si l'on urine goutte à goutte, si une douleur s'étend à l'hypogastre, au pubis et au périnée, la vessie ou ses dépendances sont affectées.

Répétition. *Voyez* section iv, *Commentaire,* Aphorisme 80, l. 3, p. 246.

APHORISME XL.

Si la langue ou quelque partie du corps se paralyse, c'est par l'effet de l'atrabile.

La remarque de l'auteur pourrait être vraie dans quelques cas de métastase. Est-ce la plus faible paralysie qu'il aurait voulu désigner ici, comme étant produite par l'atrabile plutôt que par le sang? Lorsque l'on a été témoin des attaques prochaines d'apoplexie, c'est en général par l'embarras de la langue que la maladie a comnencé, et souvent après une indigestion. J'ai vu des vieillards qui ont éprouvé tout à coup de la difficulté à parler, dont la bouche s'est tournée vers l'angle des lèvres; un vomissement est survenu après le déjeuner ou le dîner; la langue n'était point déviée à droite ni à gauche, mais la figure rouge, la parole brève et le pouls en général plein et tendu, annonçaient une plénitude, que j'ai presque toujours reconnue pour être bilieuse. Cette espèce de paralysie s'est quelquefois dissipée sur-le-champ, ce qui ferait admettre la cause attribuée par Hippocrate à la présence de l'atrabile, ou bile verte, agissant sympathiquement sur l'estomac et le cerveau. Car il serait à peu près impossible, s'il y avait un épanchement de sang dans le cerveau, que la résolution s'en opérât en aussi peu de temps; car, du jour au lendemain, la maladie guérit. Or, la langue était blanchâtre, il y avait du dégoût, des nausées; ce qui annonçait évidemment une congestion saburrale vers les voies digestives. Peut-on déclarer ici *a priori*, que la maladie provenait de l'atrabile ou bile verte, ou simplement de la bile? cela serait au moins fort difficile, pour ne pas dire impossible. Quoi qu'il en soit, si le sujet est très-âgé, il faut employer les révulsifs, les bains de pieds synapisés, les lavemens purgatifs, apposer des sangsues au cou (de huit à douze). J'ai ainsi réussi à opérer la dissipation de la paralysie de la langue; puis, j'ai administré immédiatement six ou huit grains d'émétique dans un verre d'eau, que j'ai fait prendre, par cuillerées à bouche, dans une tasse d'infusion de tilleul et d'arnica. J'ai eu recours au vésicatoire au cou, ou à la saignée du bras, lorsque les symptômes d'apoplexie se présenaient.

APHORISME XLI.

Si un vieillard est pris du hoquet, après une purgation immodérée, cela est de mauvais augure.

C'est ici une répétition de l'Aphorisme 4, section v; mais le danger doit être encore bien plus grand chez les vieillards que chez les jeunes sujets, parce qu'il y a plus de faiblesse chez les premiers que chez les seconds. Toutefois l'accident est mortel, si le hoquet survient à un vieillard après une purgation ordinaire, mais trop violente, relativement à ses forces ou à celles de l'estomac, tandis que, chez une autre personne moins âgée ou moins faible, le hoquet ne présenterait pas le même danger. Il est de fait que l'inflammation de l'estomac peut être aiguë ou chronique, après des médicamens trop forts ou irritans. J'ai vu ainsi se développer une gastrite chronique, qui fit périr un homme âgé de soixante-douze ans, chez lequel le hoquet se déclara, après une seconde médecine prise dans la même semaine, quoiqu'il n'eût rien éprouvé de semblable, lors de la première purgation. Il est mort avec le hoquet au bout de six semaines, à la suite d'hydropisie ; mais il avait été malade d'une fièvre tierce. Il avait le teint jaune comme de la cire, lorsqu'il voulut être purgé, malgré l'avis de son médecin qui s'y était refusé. J'ai été témoin de plusieurs faits semblables. Il est arrivé souvent que des inflammations chroniques de l'estomac, se sont ainsi déclarées après plusieurs purgations renouvelées. Le remède vomi-purgatif du sieur L...., et les pilules purgatives composées avec les racines d'aloès, de jalap, de scammonée, ou d'autres drogues semblables, ont souvent été la cause de superpurgations qui ont été suivies du hoquet, de violentes tranchées et de la mort. L'autopsie a fait découvrir l'inflammation et la gangrène des intestins et de l'estomac.

APHORISME XLII.

Une fièvre, qui n'est point produite par la bile, se termine par le moyen d'affusions abondantes d'eau tiède sur la tête.

Il serait superflu de raisonner longuement sur des opinions; l'utilité des immersions et affusions d'eau froide a été prouvée par des faits nombreux, cités par les auteurs modernes. Mais les maladies dans lesquelles l'eau froide convient, ne sont pas assez déterminées par leurs symptômes et leur nature, pour que cet usage devienne général. On pourrait même dire, que les essais en ont été malheureux en France. Des catastrophes inattendues, qui ont précipité les malades au tombeau, n'ont pas permis d'y recourir de nouveau avec sécurité. Toutefois Giannini, dans son *Traité de la nature des fièvres*, a beaucoup loué les bains d'eau froide, ainsi que les immersions et affusions, dans les typhus contagieux et les fièvres ataxiques. Pour nous borner exclusivement à notre sujet et fixer les idées du lecteur, nous allons citer une observation rappelée par Hippocrate, qui a lui-même conseillé les affusions d'eau tiède, à la fin d'une fièvre ardente, bilieuse, tandis que le délire et l'insomnie subsistaient encore, après que la maladie fut jugée par une hémorrhagie du nez, très-abondante.

« Méton est pris d'une fièvre violente avec douleur et pesanteur dans les lombes. Le deuxième jour, liberté du ventre entretenue par une boisson abondante. Le troisième jour, douleur gravative de la tête, déjection-bilieuses, ténues, rougeâtres. Le quatrième, exaspération des symptômes; un peu de sang coula à deux reprises différentes par la narine droite. La nuit, état pénible; déjections pareilles à celle du troisième jour; urines noirâtres avec énéorèmes de la même nature, dispersés et sans sédiment. Le cinquième jour, hémorrhagie considérable de la narine gauche, sueurs; la maladie est jugée. Après la crise, il y eut des urines noirâtres, des insomnies et un léger délire, que des affusions d'eau sur la tête firent cesser, et qui furent suivies du sommeil et du retour de la raison. Le malade n'éprouva plus de récidive; mais après la crise, la même hémorrhagie du nez se répéta à plusieurs reprises. » (*Malade du 1er livre*). Le climat chaud, habité par Hippocrate et par son imitateur Giannini, ne peut faire expérimenter de la même manière en France (si l'on en excepte les départemens méridionaux, et dans un été fort chaud) les affusions , les immersions et bains d'eau froide. Il n'y a que dans les inflammations violentes du cerveau et des meninges, que l'on y a recours avec succès par de la glace pilée contenue dans une vessie et appliquée sur la tête, et par des linges froids imbibés d'eau et de vinaigre, renouvelés sur le front. Mais le succès n'en est pas bien constant, et c'est seulement après la méthode antiphlogistique sagement employée, et les émissions sanguines multipliées, soit généralement, soit localement, que l'on peut compter sur la résolution de l'inflammation. La cessation des symptômes nerveux qui l'accompagnent arrive rarement, quand il y a une phlegmasie des meninges ou du cerveau, d'où résultent ordinairement un épanchement et la mort.

APHORISME XLIII.

LA femme ne devient point ambidextre.

LA bizarrerie de cette proposition nous la ferait suspect r , quand même nous aurions sujet de l'adopter. On sait que les Amazones se brûlaient le sein gauche, pour tirer plus adroitement de l'arc. C'es

Hippocrate qui nous l'apprend dans son *Traité des airs, des eaux et des lieux.* « Il existe, dit notre philosophe, une nation scythe qui diffère des autres peuples. Elle occupe les confins du Palus-Méotide, on la nomme Sauromate. Les femmes y exercent l'équitation, tirent de l'arc, lancent le javelot de dessus leurs chevaux et se battent contre les ennemis, tant qu'elles sont filles. Elles ne peuvent se marier qu'après avoir tué trois ennemis ; et elles n'habitent point avec leur mari, avant d'avoir fait les offrandes sacrées prescrites par la loi. Dès qu'elles ont choisi un époux, elles cessent de monter à cheval, à moins que le danger commun ne les force à courir aux armes.

» Elles n'ont pas de mamelle droite, parce que dans leur enfance leurs mères font rougir au feu un instrument de cuivre ; et après l'avoir appliqué sur la mamelle, elles la cautérisent de manière à en empêcher l'accroissement, afin de donner à l'épaule et au bras droit plus de force et de nutrition. » § 89, pag. 90.

Est-ce parce que la cautérisation de la mamelle droite était une opération non commune au côté gauche, que l'auteur des Aphorismes en aurait tiré cette conclusion, que la femme ne peut être ambidextre ? Le bras droit étant seul exercé à lancer les traits et les javelots et à tirer de l'arc, tandis que le gauche n'y a point été accoutumé, et que d'ailleurs la mamelle s'y oppose ? Ce sont des doutes que je propose. Les hommes exercés à se servir des deux mains deviennent très-habiles, surtout les professeurs d'escrime, qui remportent ainsi de très-grands avantages sur leurs adversaires.

APHORISME XLIV.

Si l'empyème opéré par le fer ou le feu donne issue à un pus pur et blanc, il est guérissable; si la matière est épaisse et sanglante, il est mortel.

La poitrine est le siége de l'empyème ou suppuration interne à la suite de causes fort différentes : premièrement, quand la fluxion des humeurs se porte à la poitrine et favorise leur dégénérescence. La suppuration dans la pleurésie se forme en quatorze jours; si on force la poitrine à résonner par la percussion, on entend la fluctuation du pus qui vient alors frapper les côtes. Dans ces derniers temps, feu Corvisart a très-bien fait remarquer les avantages de la percussion de la poitrine dans son excellent traité, traduit d'Avrugger, et dans son livre sur les maladies du cœur. J'ai suivi

16*

le célèbre professeur à l'hospice de la Charité, pendant plus de six ans, lorsqu'il y professait la clinique interne. On ouvrait sous ses yeux un grand nombre de corps pour confirmer ou rectifier le pronostic du savant maître, qui a formé beaucoup de disciples. J'ai tâché de profiter des leçons comme les jeunes médecins, alors élèves de l'École pratique L'auscultation médicale ou la stéthoscopie était alors inconnue : feu Laennec en est l'auteur. Il serait difficile de ne pas reconnaître son utilité; mais si l'on voulait en conclure que les symptômes des affections aiguës de poitrine n'étaient pas propres à éclairer les anciens médecins, aussi bien que ceux qui ajoutent tant de prix à de nouvelles investigations, souvent obscures ou très - douteuses, j'oserais affirmer que les maladies de poitrine étaient aussi bien connues qu'avant cette découverte. Quand on applique le fer ou le feu avant que les matières aient dégénéré, on parvient assez souvent à sauver les malades. « Il y a aussi des empyèmes à la suite des fortes pleurésies, quand la coction des crachats n'a point été suivie d'expectoration dans les jours critiques, et que la pituite et la bile se sont fixées sur la plèvre, où il s'y établit une ulcération. Lorsque celle-ci est une fois formée, la chaleur attire la pituite des parties environnantes; on crache alors beaucoup de pus. Quelquefois les veines les plus proches versent abondamment du sang, qui se putréfie et se change en pus. Si la maladie est bien soignée sur-le-champ, on peut espérer de sauver les malades ; mais si elle est négligée, la mort y succède ordinairement. (*Traité des maladies*, § 41.)

» La suppuration ou empyème de la plèvre est surtout occasionée par les inflammations de poitrine négligées ou mal soignées ; lorsque, par exemple, on n'a pas fait à temps les saignées convenables, ou lorsqu'on les a faites trop tard. Il n'y a pas d'ulcération à la plèvre, mais épanchement par la secrétion augmentée du fluide exhalé à la surface interne de cette membrane séreuse, dont les propriétés vitales, moins excitables que dans d'autres parties, ne donnent point naissance au vrai pus, comme dans l'abcès du foie, mais à un fluide aqueux sero-purulent, mêlé de gélatine et d'albumine.» Vomique du poumon terminé par la phthisie. J'ai vu et traité M. de Vienne, chanoine de Notre-Dame, en 1819, qui, par un refroidissement subit, fut atteint d'une fluxion de poitrine qu'il négligea d'abord, et laquelle s'est ensuite changée en une sorte de fièvre intermittente, sous le type de tierce et d'erratique pendant plus de six mois. Elle était entretenue par une vomique du poumon, dont le malade est mort au bout d'un an, à la suite de marasme et de phthisie. Il est remarquable que la vomique fut d'abord rejetée par une sorte d'expectoration si abondante, que durant les deux ou trois premiers jours, les crachats, tout-à-

fait semblables à de l'eau de savon mousseuse,
très-peu épaisse et très-blanche, remplissaient en
un moment une large cuvette; puis le sac se res-
serrait et se remplissait de nouveau. La quantité de
l'expectoration diminua sans changer de nature;
le malade semblait être guéri , après trois mois de
traitement par les sangsues au côté, les vésicatoires, le cautère au bras; les boissons béchiques et
pectorales, avec le kermès minéral et l'oxymel scillitique, les pilules de Morton, l'eau minérale du
Mont-d'Or. Toutefois la fièvre et la toux continuèrent toujours; le malade succomba enfin à
l'expectoration, qui reparut tout à coup aussi abondamment la seconde fois que la première. Mais le
marasme faisait des progrès rapides; la voix se
voilait, la fièvre devint plus forte, l'insomnie
se déclara, des selles copieuses et liquides survin-
rent, et la mort. Cette affection a beaucoup de
ressemblance par la nature des crachats et leur
abondance, avec la phlegmatorrhagie du poumon,
décrite par Sauvages, dans ses *Élémens de nosologie.*

APHORISME XLV.

Dans l'empyème du foie, ouvert par l'incision ou le caustique, si le pus paraît blanc et pur, la guérison est possible, car alors le fluide est contenu dans un kyste; mais s'il s'écoule une matière très-épaisse, comme du marc d'huile et très-abondante, la mort en sera la suite.

L'empyème du foie peut être évacué par l'opération; quelquefois il communique avec la poitrine par la perforation du diaphragme, et l'on a vu ainsi des abcès du foie se vider entièrement par le poumon; ou lorsque l'abcès a glissé inférieurement, il est arrivé que la perforation s'est faite par la face inférieure du foie, qui, ayant contracté des adhérences avec le colon, a ainsi communiqué avec le canal intestinal. Le pus s'est alors entièrement évacué par cette voie. Toutefois, si des adhérences se sont formées au dehors du côté des côtes, et que l'on y sente la fluctuation du pus, on y plonge alors un troquart qui donne évacuation à la matière épanchée ou au pus. La matière est contenue ici dans un kyste. Il est arrivé malheureusement dans une tumeur circonscrite du foie que l'on a prise pour un volumineux abcès, qu'au lieu de donner issue au pus, l'on a ouvert la vésicule du fiel, d'où est résulté l'épanchement de cette humeur en grande quantité dans le ventre, ce qui a été suivi d'une mort presque subite. Les abcès du foie peuvent être bornés, et former plusieurs vomiques. Il en est ainsi des poumons, lors de la suppuration des tubercules qui s'y développent par l'inflammation, et quelquefois, qui s'y forment peu de temps après la naissance ; mais le plus ordinairement ils s'ulcèrent par les progrès même de la puberté, comme chez les sujets scrofuleux, de sorte que malgré l'ouverture d'un abcès enkysté du foie (la membrane séreuse étant ici une production de l'inflammation) il n'en résulterait pas moins la mort des malades. Ceux qui périssent de phthisie, de consomption, de fièvre lente, de flux colliquatif, ordinairement présentent des *symptómes particuliers,* tels que la couleur extrêmement jaune de la peau, l'extrême maigreur, l'applatissement complet du ventre et la fétidité insupportable des déjections, variées, grises, rouges, noires et sanglantes. Il en est de même de la diathèse purulente.

APHORISME XLVI.

DANS les douleurs ophthalmiques, après
avoir prescrit la boisson de vin pur, et des
lotions abondantes d'eau tiède, faites
usage de la saignée.

APHORISME XLVII.

SI la toux attaque un hydropique, il est
sans espoir.

APHORISME XLVIII.

LE vin pur et la saignée guérissent la
strangurie et la dysurie, mais il faut ouvrir les veines internes.

APHORISME XLIX.

DANS la squinancie, si l'enflure et la
rougeur se portent sur la poitrine, c'est un

bon signe, car alors la maladie devient
externe.

Répétition. *Voyez* Aphorismes 31, 35, 36, 37,
section VI.

APHORISME L.

Si le cerveau est sphacélé ou paralysé,
la mort survient en trois jours ; passé ce
terme, la guérison est possible.

Il est impossible de concevoir comment le cerveau pourrait être atteint de sphacèle, qui est le
dernier degré de la gangrène, avec une supposi-
tion quelconque de guérison, ni en trois jours, ni
en vingt ; il faut encore admettre une apoplexie
sanguine, la figure est injectée rouge ou presque
noire. Déjà l'auteur, en parlant du coup de sang
sur le poumon, a comparé les individus qui en
étaient atteints, aux foudroyés, parce que chez ces
derniers le côté était livide ou noir. Si, d'ailleurs, il y avait une plaie du crâne, compli-

quée de gangrène ou de sphacèle, il serait possible
de conclure d'avance que, si en trois jours il n'y
a pas un changement favorable, la mort pourra
survenir par les progrès rapides de l'inflammation
qui se communiquera aux meninges, puis au cerveau ; mais rien de cela n'est exprimé dans l'aphorisme. C'est l'encéphale qui doit être sphacelé :
comment s'en apercevoir ? Il y aura sans doute un
assoupissement profond, léthargique peut-être,
des syncopes, des défaillances, du délire, des convulsions; mais la gangrène et le sphacèle ne sont visibles que par l'autopsie, c'est-à-dire par l'ouverture
du crâne. Qui pourra songer à faire des investigations sans des symptômes absolument évidens? Il
faudrait donc trépaner et mettre à nu le cerveau, afin
de s'assurer de son état pathologique. Tout ici prouve que l'affection du cerveau par sa rapidité funeste,
est une désorganisation qui entraîne ou une paralysie, ou une léthargie, à la suite des plaies ou
blessures où le cerveau est à nu : le terme de trois
jours en est la preuve. Il est de fait que l'inter-
prétation de l'aphorisme, pour être exacte, ne peut
concerner que la lésion organique. Toutefois, des
portions considérables de la substance du cerveau
se sont putréfiées et ont été retranchées sans occasioner la mort : je pourrais en citer des exemples. Il n'en est pas de même du cervelet et de la
moelle épinière; les plaies en sont constamment
mortelles.

17

APHORISME LI.

L'ÉTERNUMENT provient de la tête, le cerveau étant échauffé ou les cavités du nez se trouvant très-humides : l'air qui y est renfermé en est expulsé avec force, et sort avec éclat, parce qu'alors il franchit un passage très-étroit.

L'EXPLICATION physiologique de l'éternument n'offre rien de satisfaisant ; la sympathie du diaphragme n'est pas même désignée. D'ailleurs, les nerfs de la cinquième paire y jouent le principal rôle ; mais plus encore, les diaphragmatiques. Pourquoi le refroidissement subit de la peau excite-t-il l'éternument, tandis que le frisson de la fièvre, bien plus fort, ne produit rien de semblable ? L'éternument par des odeurs vient ordinairement des émanations fortes, piquantes ou irritantes. La théorie des atomes était connue, suivant le système de Démocrite ; mais le système favori de l'auteur était le feu générateur, selon Héraclite. L'expiration est violente au moment de l'expulsion de l'air: ce sont les muscles expirateurs de la poitrine qui le chassent avec force, secondés par le diaphragme. Le bruit ne fait rien à la chose; l'humidité des cavités nazales irrite sans doute les papilles nerveuses, et l'on sait que, lors du catarrhe de la membrane pituitaire, l'éternument a lieu fréquemment par cette seule cause, jusqu'à ce que la coction de l'humeur pituitaire ait eu lieu complétement. Mais le froid des pieds excite l'éternument, il survient même chez les personnes qui ont la vue faible dès qu'elles regardent le soleil, par la communication du ganglion de Mékel, avec une branche de la cinquième paire et du grand sympathique. L'expiration, en chassant une certaine portion de la colonne d'air qui est comprimé dans le nez et passant par la bouche à travers les anfractuosités des fosses nasales, retentit aussi dans la cavité de la poitrine. De là vient l'espèce de cri ou de gémissement que l'on entend, et qui vient de la poitrine et non du nez.

APHORISME LII.

LES douleurs spontanées aux environs du foie, se résolvent s'il survient de la fièvre.

APHORISME LIII.

LA saignée, lorsqu'elle est utile, convient surtout au printemps.

RÉPÉTITION. *Voyez* Aphorismes 4o et 47, section VI.

APHORISME LIV.

LORSQUE la pituite ou la limphe s'amasse entre le diaphragme et l'estomac, et qu'il survient des douleurs, le fluide ne pouvant se faire jour vers l'une de ces cavités, s'il rentre par les veines dans la vessie, la maladie se termine.

LA formation de l'hydropisie enkystée suit ici à

peu près la même marche que la suppuration provenant des phlegmasies aiguës. Si une inflammation attaque le foie ; le petit lobe, par exemple,
peut se gonfler, la sécrétion de la bile sera inter-
rompue, l'ictère surviendra, enfin, une tumeur se
manifestera et occupera la région épigastrique, où
se trouvent situés le diaphragme et le ventricule.
Car, l'espace qui sépare le diaphragme du ventricule n'existe qu'entre le petit lobe du foie et la face
antérieure et supérieure du ventricule et le duodénum. Pour qu'un fluide s'épanche dans un lieu
circonscrit, il faut nécessairement qu'une membrane séreuse, ou un kyste, se développe dans
l'intérieur même du parenchyme, tandis que le
point d'irritation vers lequel les humeurs affluent
devient un centre de fluxion. Il y a donc épanchement aqueux ou hydropisie ; mais la tumeur peut
augmenter beaucoup, les fonctions du ventre en
souffrent, le développement de la tumeur gêne de
plus en plus la digestion en comprimant l'estomac.
Les nausées continuelles, les vomissemens, le dégoût, la couleur jaune, l'enflure des pieds, sont
les premiers symptômes de l'hydropisie enkystée ;
celle-ci peut durer long-temps, et même ne pas
beaucoup augmenter. Si, par le moyen des fondans, des diurétiques, des eaux minérales, des
purgatifs, et des résolutifs appliqués sur la tumeur,
on peut opérer l'absorption du fluide épanché, on
obtiendra la guérison. Les vésicatoires topiques,

les sangsues appliquées sur la tumeur peuvent avoir aussi un succès très-heureux. Comment le fluide épanché peut-il se faire jour du côté de l'estomac? La voie lui est facile par les canaux cystique et hépatique et par le canal cholédoque qui s'ouvre directement dans le premier des intestins, communiquant lui-même directement avec le ventricule. Quant au diaphragme, s'il s'agissait d'un abcès au foie, il y aurait même possibilité d'évacuation du pus par la poitrine. L'auteur admet donc que ces deux voies sont également impossibles; il en indique alors une troisième qui est celle de l'absorption par le système des vaisseaux lymphatiques et de la sécrétion urinaire. Le tissu cellulaire est ici le chemin que doit suivre en ligne droite le fluide épanché; mais, s'il est contenu dans un kyste, comment l'absorption s'opérera-t-elle? Elle aura lieu de la même manière que la résolution d'un abcès; les parois du kyste se resserrent en même temps que le volume de la tumeur diminue; peut-être même le kyste se détruit-il en entier par le travail excité dans la tumeur, favorisé par le développement des propriétés vitales de l'organe, débarrassé en même temps du superflu de la nutrition par les saignées locales, ou par les diurétiques, les fondans, ou excitans, les purgatifs et les dépuratifs.

APHORISME LV.

Lᴏʀsǫᴜᴇ le foie infiltré d'eau se dégorge dans l'épiploon, le ventre se remplit et les malades meurent.

Iʟ se forme bien des hydropisies enkystées à la suite des inflammations lentes. Ainsi, une membrane séreuse se développe ; des cellules s'y forment, et même de petits animalcules produits probablement par la fermentation ou putréfaction des humeurs stagnantes et cantonnées dans la même partie ; d'autres se développent au milieu de cette désorganisation. On nomme ces animalcules des *acéphalocystes*. Souvent ils tiennent à une ou plusieurs cellules, qui toutes se réunissent à la membrane générale qui leur sert d'enveloppe. Si le kyste se rompt, il est certain que l'eau s'épanchera dans l'épiploon, et, de proche en proche, elle peut s'infiltrer à travers les muscles du tissu cellulaire, jusque dans la cavité abdominale. On a vu rendre le kyste en entier d'hydatides par le vomissement, comme il est arrivé dans des abcès ou vomiques du foie. Alors il faut supposer la perforation du diaphragme, pour la communication de l'organe hépatique avec la poitrine. Dans le cas contraire, si l'eau s'épanche dans le ventre, l'ascite en est le résultat. Mais on ne peut guérir cette espèce d'hydropisie, parce qu'il y a désorganisation du foie. Mais si, par exemple, comme il arrive quelquefois dans l'anasarque, les viscères du bas-ventre ou ceux de la poitrine sont sains, l'eau même épanchée dans le ventre, mais en petite quantité, aussitôt reprise par les vaisseaux absorbans, est portée par voie de métastase, jusque dans la vessie ou dans les intestins, où il s'établit un flux d'urine ou une diarrhée copieuse. Car il n'est pas possible de concevoir le mélange direct de la sérosité épanché avec le sang des veines; le pronostic est donc pour l'anasarque bien plus favorable que pour toute autre espèce d'hydropisie. Le traitement diffère aussi beaucoup suivant les causes. J'ai vu plusieurs fois l'anasarque se dissiper chez les femmes grosses et les adultes par des saignées du bras et les diurétiques simples. L'ascite s'est aussi dissipée quelquefois avec ou sans la ponction, par les apéritifs et les savonneux long-temps continués, après des fièvres intermittentes, mal guéries ou mal soignées. La leucophlegmatie, qui est la suite d'hémorrhagies considérables ou de pertes utérines, est rarement guérissable, même par les martiaux, les amers, les toniques et un bon régime. Le sang perd sa plasticité, étant dépouillé du caillot ; il devient pâle ou aqueux ; alors la peau prend une couleur pâle blafarde, verdâtre ou jaune ; mais ordinairement blanche ; ceci arrive aux ictériques, aux filles chlorotiques et aux individus attaqués de phlegmasies. Certes, à la suite des maladies aiguës ou d'obstructions des viscères, quand le mésentère est dur et ses glandes endurcies, il peut arriver que l'absorption du péritoine soit gênée ; l'absorption languit. Or si on réveille les propriétés vitales en stimulant l'action des vaisseaux absorbans par des frictions sur le ventre, des sangsues, des vésicatoires, et par des purgatifs, on peut non-seulement dissiper les espèces de tumeurs formées par le mésentère, mais encore opérer l'absorption du fluide épanché. C'est ainsi que l'on parvient en général à terminer heureusement l'hydropisie ascite. Quant à l'hydrothorax, si la cause n'en est pas due à des lésions organiques, comme un polype du cœur ou un anévrisme de cet organe ou une obstruction de la rate, la guérison est possible. Lorsqu'on s'est assuré de l'épanchement, il ne s'agit plus que de donner issue au fluide. Il y a des exemples de guérison : M. le baron Larrey en a présenté de semblables à l'Académie de médecine. On présume bien que si la plèvre s'est endurcie à la suite d'inflammation chronique de la poitrine, l'absorption devient impossible, et la mort succède en peu de temps à l'opération. L'hydrocèle se guérit aussi par la ponction du scrotum et par les injections.

APHORISME LVI.

Le vin pris avec une égale portion d'eau fait cesser le baillement, l'anxiété et de légers frissons.

Il semble que ce soit ici une indication pour reconnaître les accès légers d'une fièvre éphémère, et ceux occasionés par la lassitude que l'on éprouve après une course forcée, ce que l'on désigne vulgairement sous le nom de courbature. On éprouve des baillemens, des anxiétés et un léger frisson. Ceci se manifeste aussi au commencement des fièvres intermittentes. S'il y a mal de tête, comme on l'observe particulièrement dans les fièvres tierces d'été ou de printemps, l'eau vineuse, surtout si le vin est capiteux, ne ferait qu'exciter davantage la circulation; la fièvre deviendrait plus aiguë, et peut-être se changerait-elle en continue. Il n'est pas rare de voir des hémorrhagies du nez survenir après un violent mal de tête. Dans une fièvre, surtout au printemps, il faut employer la saignée du bras et la méthode antiphlogistique, défendre le vin, les liqueurs, le café ; car on a vu des militaires mourir de la frénésie, ou d'une pleurésie ou péripneumonie, après avoir pris, par exemple, dans de l'eau-de-vie, de la poudre à canon ; d'autres après avoir bu du vin avec excès ; enfin quelques-uns n'ont survécu qu'à force de soins, de saignées, de sangsues. C'est pourquoi, si j'ai bien compris le sens de l'aphorisme, je crois qu'il faut prescrire l'eau vineuse, c'est-à-dire un quart tout au plus de vin mêlé à l'eau, aux malades qui sont très-affaiblis, ou après des accès de fièvre, ou au commencement, quand il s'agit, par exemple, de combattre des remittentes pernicieuses, ou des fièvres adynamiques continues. On prescrit aussi avec succès le vin blanc, à la dose d'un quart sur trois de tisane, comme diurétique dans l'hy-dropisie.

APHORISME LVII.

Lorsqu'un tubercule formé dans l'u-rèthre vient à suppurer, un écoulement de pus très-abondant est la guérison.

Répétition. *Voyez* Aphorisme 81, section. IV.

APHORISME LVIII.

Les commotions du cerveau, quelle qu'en soit la cause, occasionent sur-le-champ la perte de la voix.

*Lorsque, dans les fièvres, le cou se renverse subitement, que la déglutition est très-gênée sans une tumeur dans la gorge, c'est un signe mortel.

Répétition. *Voyez* Aphor. 35, sect. iv.

On sait que le son se forme dans la poitrine, la voix dans le larynx, et la parole dans la voûte elliptique de la bouche. Les nerfs récurrens qui remontent de chaque côté de la gorge, viennent du cerveau et de la huitième paire ; s'ils sont coupés ou liés sur un animal vivant, la voix se perd aussitôt. Cette expérience, faite par Galien et répétée si souvent, et toujours avec mêmes résultats par les plus célèbres anatomistes anciens et modernes, ne permet pas de douter que s'il y a aphonie après une chute sur la tête, ou sur les pieds, ou sur le siége, ou à la suite de coups, de chutes, de plaies, de contusions, de blessures du crâne, il y a aussi lésion de la respiration. Mais les coups et les chutes sur la tête n'entraînent pas toujours des accidens tels que la commotion. On peut admettre en principe général, que le cerveau reçoit d'autant plus les contre-coups par les chocs extérieurs, que le crâne résiste davantage. Toutefois il ne faudrait pas croire à l'impossibilité de la commotion, parce que le choc serait très-éloigné de la tête. Ainsi une chute sur les fesses ou sur les pieds, d'un lieu peu élevé, produit une commotion non-seulement du cerveau, mais de la moelle épinière, la paralysie des cuisses et des jambes, des intestins et de la vessie. La sortie involontaire de l'urine ou des excrémens s'annonce par la stupeur suivie de paralysie. Ceci quelquefois n'arrive pas tout de suite, mais seulement long-temps après. Quant au cerveau, l'aphonie survenant à la suite d'un coup ou d'une chute sur la tête, il y a commotion, l'effet est produit par la réaction inérieure du cerveau. Je me souviens d'avoir frappé de la tête contre une large pierre de taille ; j'éprouvai aussitôt un violent choc dans la tête ; j'ai senti le cerveau revenir plusieurs fois sur lui-même, s'abaisser et se relever. C'est un effet physique que M. Sabatier, dans ses leçons, comparaît aux différens cercles formés par la chute des corps graves dans un liquide. Ces cercles en s'étendant finissent par disparaître. C'est ainsi que le cerveau doit s'affaisser sur lui-même. On connaît l'observation faite sur un jeune criminel enfermé dans un cachot large de quatre pieds carrés, et qui se tua en donnant violemment de la tête contre le mur. L'autopsie ne fit découvrir aucun épanchement intérieur. La commotion du cerveau peut aussi avoir lieu par le choc d'une botte de foin ou de paille, d'un matelas jeté d'en haut, et *à fortiori*, par un corps dur. Si donc le blessé n'éprouve ni stupeur, ni engourdissement, ni aphonie, s'il n'a pas de fièvre ni d'agitation, durant les trois premiers jours, on peut porter un pronostic favorable. Mais pour peu qu'il y ait pesanteur de tête, rougeur de la face, que le pouls soit fort plein ou tendu, il est indispensable de recourir à la saignée du bras ou aux sangsues, trente ou quarante au siége pour produire une saignée dérivative. Mais l'on doit toujours préférer la saignée du bras, si les accidens se sont déjà déclarés.

APHORISME LIX.

Faites souffrir la faim aux sujets qui ont
les chairs humides, car elle déssèche.

Ce principe est extrêmement remarquable ;
l'importance de son application est surtout visible
dans les maladies aiguës, et après les coups, les
chutes, les contusions, où il arrive si souvent des
épanchemens de sang ou d'humeurs. Vainement
essaierait-on de guérir par les saignées multipliées,
les sangsues, les purgatifs et vomitifs dans les maladies aiguës, si l'on ne prescrivait en même temps
la diète la plus sévère, afin de favoriser l'absorption.
L'hématose entretenue par le chyle régénère au
moyen des sécrétions organiques, les pertes que
nous faisons par les sueurs et la transpiration insensible ; pertes tellement considérables, que
Sanctorius les a évaluées à plus de cinq livres sur
sept d'alimens introduits dans l'estomac ; sans parler de la salive, du lait, du sperme, de la bile, de
l'urine, des excrémens, dont une partie se perd,
et l'autre est disséminée dans les vaisseaux absorbans. Le superflu de la nutrition est déposé dans
les mailles du tissu cellulaire sous-cutané, et
dans la toile graisseuse et membraneuse qui en-
vironne le ventre et les intestins. Une autre partie
des sucs graisseux est déposée entre les fibres mus-
culaires ; enfin, nous devons ajouter la sécrétion

de la moelle dans l'intérieur des cavités des os
longs et dans les interstices des os plats ; la syno-
vie, qui lubrifie les surfaces articulaires. L'humidité des chairs est donc entretenue par les fluides
qui les pénètrent ; une foule d'artères, de veines
et de vaisseaux blancs ou lymphatiques s'y distribuent, et y portent sans cesse le sang ou la lymphe. Si donc l'on diminue la quantité des alimens,
on arrête les progrès de la nutrition, parce que
les vaisseaux absorbans s'abouchent avec les veines
mésentériques des intestins et les lymphatiques.
Ceux-ci communiquent avec le canal du chyle ou
thoracique, qui s'insère dans la veine sous-clavière
gauche, qui verse le chyle dans l'artère pulmonaire
et le ventricule droit du cœur. Si l'on ouvre la veine
du bras quelques momens après la digestion (ce qui
toutefois serait très-dangereux, si on faisait cette
opération immédiatement), on voit un fluide blanc
qui surnage le caillot du sang. Il faut un certain
temps pour la conversion du chyle en sang ; ainsi
tout ici s'accorde avec la proposition de notre célèbre auteur. Car, puisque l'assimilation provient
de la nutrition, et que l'hématose se forme ensuite par l'alimentation ; il est évident que la diminution ou la suppression des alimens, apportera
un changement direct dans l'économie. Il suffit
d'examiner ceux qui ont jeûné un certain temps,
et les convalescens, pour s'apercevoir de la sécheresse ou de l'extrême maigreur qui a consumé la

plus grande partie des sucs nutritifs, depuis long-temps amassés entre les muscles et les mailles du tissu cellulaire, du mésentère et de l'épiploon. Le ventre est affaissé, les veines de la peau effacées, les muscles plats, les lèvres pâles, le pouls petit et presque insensible, la voix faible, et presque toutes les fonctions diminuées. Si la faim est excessive l'estomac s'enflamme; la bile, par son acrimonie, le corrode et l'irrite; la faim devient si excessive que les malheureux dévoués à ses tourmens périssent en se déchirant eux-mêmes, ou en renouvelant les scènes des anthropophages ou de l'horrible repas d'Atrée et Thieste. Le médecin éclairé ne doit pas pousser trop loin le besoin de la faim. On a vu malheureusement des auteurs systématiques comme un certain Pétron, qui, au rapport de Galien, tuait les malades par des courses et une diète excessive. Il faut surtout lire le *Traité du régime dans les maladies aiguës*, écrit de main de maître par le père de la médecine, et consulter les aphorismes de la deuxième section, pour ne pas excéder les bornes du jeûne ou de la diète. Consultez les aphorismes 3 et 5, section 1re. Les sujets qui ont les chairs très-humides sont ici toujours ceux dont l'embonpoint et la mollesse des chairs annoncent la prédominance des systèmes sanguin et lymphatique; car, pour les atrabilaires, ordinairement secs et nerveux, la faim leur est extrêmement contraire.

APHORISME LX.

Des changemens rapides dans toute l'habitude du corps, soit du chaud au froid, soit d'une couleur à l'autre, ou de toute autre manière, annoncent des longueurs.

———

Répétition. *Voyez* Aphorismes 40, 43, 44, 45, sect. IV.

Les aphorismes 59 jusqu'au 75 inclusivement sont des répétitions : probablement c'est la récapitulation des principes développés dans les aphorismes qui appartiennent aux sections précédentes. Il nous suffit d'en rappeler les numéros. On trouvera dans les *Commentaires* sur ces aphorismes, les développemens nécessaires que nous devons seulement indiquer ici, pour ne pas nous répéter. *Voyez* le 1ᵉʳ volume, sur les trois premières sections, imprimé in-12, Paris, 1817, et les deux suivans sur la quatrième section, in-12, Paris, 1821.

APHORISME LXI.

Une sueur considérable chaude ou froide, continuelle, indique une humidité sura- bondante. Tarissez-la par les vomitifs chez les sujets forts, et par les purgatifs chez les sujets faibles.

* Les sueurs continuelles présagent les maladies; les froides une plus grave, les chaudes, une plus légère.

Répétition. *Voyez* Aphor. 42, sect. iv.

Dans les intermittentes ordinaires et même les simples indispositions avec des sueurs, il faut tou- jours étudier l'état actuel des fonctions des vis- cères, et surtout les propriétés vitales. Il y a gé- néralement excès ou faiblesse dans les maladies, qui sont sthéniques ou asthéniques, suivant le système de Brown, de Thémison, de Rasori et des con- trestimulistes.

APHORISME LXII.

Les fièvres continues plus intenses le troisième jour, annoncent de la gravité; mais, pour peu qu'elles deviennent intermittentes, alors elles ne sont point dangereuses.

La périodicité des accès simples ou compliqués doit être observée pour faire connaître jusqu'à quel point la fièvre tend à devenir continue, ou à se changer en intermittente, après avoir eu des rémissions.

Les variations dans les maladies n'indiquent pas ordinairement un grand danger; il faut s'en méfier au commencement des maladies. C'est ainsi que débutent souvent les fièvre malignes, continues et rémittentes, pernicieuses, les adynamiques et ataxiques intermittentes.

APHORISME LXIII.

Les longues fièvres entraînent des abcès ou des douleurs aux environs des articulations.

Des anthrax, des furoncles, des abcès phlegmoneux, des apostèmes, des éruptions miliaires, des exanthèmes, des pustules, des bubons, des parotides, paraissent surtout dans les fièvres adynamiques ou putrides et dans la peste.

APHORISME LXIV.

Des abcès lents ou chroniques à la suite des fièvres, sont les fruits d'alimens trop copieux.

On voit survenir les dépôts par congestion, soit au siége, soit aux cuisses, après les longues fièvres intermittentes, mal traitées ou mal guéries.

APHORISME LXV.

Si vous nourrissez un fébricitant déjà convalescent, vous le fortifiez ; mais s'il est faible, vous empirez son état.

Le principe est vrai en général, mais avec des exceptions, par rapport à l'âge, à la saison, au régime habituel, au genre de vie, à l'état des forces, suivant les individus, l'habitude des repas, des alimens et boissons.

APHORISME LXVI.

Examinez ensuite l'excrétion urinaire si elle vous paraît telle que chez les personnes en santé ; car, plus elle diffère de l'état naturel, plus elle est morbide, et moins au contraire, plus elle s'en rapproche.

La couleur et la consisatnce de l'urine varient beaucoup dans les maladies, sans que ce soit une indication précise pour régler ou modifier le traitement. C'est par l'état des fonctions des viscères et surtout de l'organe lésé, que l'on doit juger des progrès du mal. Toutefois, il ne faut pas négliger d'examiner les excrétions; car du pus ou du sang dans les urines annoncent quelque affection chronique ou aiguë des reins ou de la vessie. La couenne ou croûte inflammatoire du sang est une indication de la saignée.

APHORISME LXVII.

Si vous laissez reposer les déjections sans les troubler, et si le dépôt en est semblable à des râclures, si c'est en petite quantité le mal est léger, et plus grave au contraire si c'est abondamment; il convient alors de purger; que si vous donnez des boissons nutritives, vous nuisez à proportion de leur quantité.

La proposition peut être vraie; mais il faut être prudent, et ne point hasarder témérairement des purgatifs forts ou violens, tandis que l'irritation ou la douleur des organes internes, les font interdire absolument comme dangereux et même mortels.

APHORISME LXVIII.

Les selles crues proviennent de l'atrabile, la maladie est plus ou moins grave, suivant leur plus ou moins grande quantité.

Le défaut de coction n'entraîne pas la présence de l'atrabile. C'est au contraire une humeur qui paraît être acrimonieuse, parce qu'elle a contracté cette qualité, en séjournant trop long-temps dans les canaux biliaires du foie et la vésicule du fiel, d'où elle coule ordinairement dans les intestins.

APHORISME LXIX.

Dans les fièvres continues, les crachats livides, sanglans, bilieux ou même fétides, sont généralement mauvais ; mais venant facilement, ils sont quelquefois salutaires ; il en est ainsi des excrétions alvine et urinaire ; car, dès que quelque excrétion vient à se supprimer, c'est un mal.

Du transport de la bile sur les organes ou les viscères, ou, si l'on veut, de l'irritation sympathique qu'elle produit sur l'estomac, le foie et les intestins, ou peut-être de sa mixtion avec le sang, résultent nécessairement des fluxions morbides et des phlegmasies viscérales, aiguës ou chroniques. L'expectoration est donc ici nécessaire dans quelques cas, comme les autres excrétions, pour favoriser le rétablissement des sécrétions.

APHORISME LXX.

RENDEZ perméables les corps que vous voulez purger; si c'est par haut, resserrez le ventre; si c'est par bas, humectez-le au contraire.

———

C'EST un axiome de médecine. Si on ne le suit pas, on expose les malades à avoir des superpurgations mortelles.

APHORISME LXXI.

LE sommeil ou les veilles excessifs, et tout ce qui est immodéré est mauvais, ni la plénitude ni la faim, ni rien d'excessif, n'est favorable.

L'ÉQUILIBRE naturel des forces est le résulat du bon état des fonctions générales et particulières des viscères, et de toutes les parties du corps humain soumis aux lois de l'économie animale : c'est le signe le meilleur de santé, quand tous les organes concourent au même but, sans que l'on s'en aperçoive d'une manière incommode ou nuisible.

APHORISME LXXII.

DANS les fièvres, si les parties externes sont froides et les internes brûlantes avec une grande soif, le cas est mortel.

LA complication d'irritation et d'inflammation des viscères du ventre, de la tête et de la poitrine, résulte de la concentration interne de la chaleur vers les parties nobles. L'indication est de les débarrasser le plus promptement possible par des excitans externes; mais il faut savoir que les antiphlogistiques réussissent ici souvent mieux et sont plus favorables que les sudorifiques. L'art du médecin le plus habile se connaît à ces différences bien saisies, à ces nuances dans le traitement, que le défaut d'habitude fait quelquefois méconnaître, sans que l'on puisse pour cela accuser le manque d'intelligence, le défaut de tact, ni l'absence de sagacité. Pour reconnaître ces nuances délicates dans une infinité de cas, et dans un nombre si considérable de maladies, il faudrait faire un volume seulement pour en faire remarquer le nombre, les espèces, les genres et variétés. *Voy.* Aph. 48, sect. IV.

APHORISME LXXIII.

Dans une fièvre continue, si la lèvre ou le nez, l'œil ou le sourcil, sont contournés ou renversés; si la vue et l'audition sont abolies, avec une grande faiblesse, l'un ou l'autre de ces signes est mortel.

Des symptômes aussi graves sont mortels dan

les fièvres ataxiques et adynamiques; dans la rage et le tétanos. Plusieurs affections simples, convulsives, telles que l'hystérie, l'épilepsie, peuvent produire ces symptômes sans danger.

APHORISME LXXIV.

La leucophlegmatie produit l'hydropisie.

Il faut aussi s'attendre à l'hydrothorax, l'hydrocéphale, l'ascite, l'hydrocèle, lorsque la leucophlegmatie ou anasarque se prolonge beaucoup. Mais elle est en général la plus facile à guérir, quand il n'y a pas de complication avec des lésions organiques du foie ou de la rate, ou avec des anévrysmes, ou lorsqu'elle n'est pas la suite d'hémorrhagies précédentes ou de métastases.

APHORISME LXXV.

La diarrhée se change en lienterie.

Quand la membrane muqueuse des intestins est relâchée, surtout si elle a été le siége d'inflamma-

tion ou phlegmasie chronique, de catarrhe, d'aphthes, d'ulcères, comme il en survient à la suite
de la dysenterie ou de diarrhée, qui persistent depuis long-temps avec des coliques et le marasme.

APHORISME LXXVI.

La dysenterie est suivie de lienterie.

Il y a diverses espèces de dysenteries et de diarrhées. Elles ne diffèrent que par leur durée ou l'intensité; elles commencent avec plus ou moins d'irritation de la membrane muqueuse intestinale. Toutefois, le mal n'est pas toujours borné à cette partie. Il arrive assez souvent que les flux de ventre sont une complication des maladies du foie, de la rate, du pancréas; quelquefois ils sont cri-tiques.

APHORISME LXXVII.

Le sphacèle entraîne la carie de l'os.

Le sphacèle entraîne l'exfoliation des os, des tendons, et généralement la mort absolue des par-

ties, tandis que la gangrène n'est qu'un commencement de la maladie. Dans le premier cas, l'amputation ne sauve pas toujours les malades, tandis
que dans le second, la cautérisation, les incisions,
la brûlure, et les irritans tant internes qu'externes,
préviennent la désorganisation absolue. Toutefois,
la communication des miasmes putrides peut avoir
lieu par absorption, se communiquer intérieurement par le système des vaisseaux sanguins et
lymphatiques, et déterminer, dans quelques heures, une mort certaine, avec des syncopes, des
taches noires scorbutiques, des phlyctènes, comme
dans le sphacèle. Celui-ci peut d'ailleurs être une voie
de guérison, quand il est borné extérieurement à
un doigt au pied ou à la main, aux tégumens et
aux muscles sous-cutanés, comme Hippocrate en
a rapporté des observations dans le livre III *des
Epidémiques*, en décrivant les ravages d'un érysipèle putride et de bubons pestilentiels.

APHORISME LXXVIII.

LE vomissement de sang produit le crachement de pus, puis la phthisie succède au catarrhe de la tête; puis la diarrhée; la suppression des crachats et la mort.

QUAND la maladie a été négligée, ou lorsque les sujets sont nés de parens phthisiques, scrofuleux, venériens (car il y a aussi les vices de naissance, qui produisent les tubercules) , l'irritation des organes y développe des érosions, des ulcères, des cancers, des hémorrhagies, parmi lesquelles le crachement et le vomissement de sang du poumon tiennent le premier rang. Elles entraînent ordinairement la phthisie pulmonaire. Cela doit arriver particulièrement aux phthisiques de naissance, qui se plaignent habituellement de rhumes, de catarrhe pulmonaire et bronchique. Ils éprouvent une fluxion continuelle d'une humeur âcre, qui leur tombe dans la gorge, et qui finit par l'ulcérer et se communiquer au poumon : c'est ce que l'on nomme phthisie laryngée.

APHORISME LXXIX.

Examinez aussi les excrétions de la vessie, des intestins, et généralement ce qui s'échappe de l'enveloppe extérieure, soit des pores, soit des chairs, ou des autres voies naturelles ; si elles en diffèrent peu, le mal est faible ; si beaucoup, il est grave ; si entièrement, il est mortel.

———

Si l'état est naturel, les fonctions sont libres et les viscères sains ; dans le cas contraire, il y a inflammation aiguë ou chronique des intestins ou des viscères de la poitrine, et quelquefois une gangrène générale. Les fluides peuvent aussi être atteints de dissolution, et se décomposer : on s'en aperçoit ors par les secrétions et les excrétions.

FIN DE LA SEPTIÈME SECTION.

SECTION HUITIÈME

APHORISME PREMIER.

La phrénésie se guérit difficilement chez les sujets âgés de plus de quarante ans ; car le danger est moindre quand l'âge et la constitution sont plus analogues aux maladies.

Si l'on ne veut voir ici que la frénésie aiguë, telle qu'on l'observe dans les fièvres ardentes, c'est Hippocrate qui nous apprend dans ses *Épidémies*, (liv. 1, deuxième, *Constitution*), que les enfans étaient affectés en plus grand nombre, et qu'il en mourait moins que dans les autres âges. Or les caractères de la fièvre ardente avec frénésie étaient ceux-ci, quand elle devait être funeste, ainsi que les a décrits notre célèbre auteur : « Tout de suite elle était aiguë avec peu de frissons et des insomnies ; soif, nausées, anxiétés ; sueur modique au front et aux clavicules, jamais de sueurs générales ; beaucoup de délire ; des frayeurs, de la tristesse ; froid des extrémités, surtout des pieds et des mains ; redoublemens aux jours pairs. La plupart étaient dans un grand travail le quatrième jour, ordinairement avec des sueurs froides ; la chaleur ne revenait point aux extrémités : elles restaient froides, livides : point de soif, les urines noires, en petite quantité et ténues ; suppression des selles ; point d'hémorrhagie du nez, seulement quelques gouttes de sang. Il n'y eut point de rechutes ; la mort arrivait le sixième jour, dans les sueurs. Tous les symptômes que j'ai décrits, se montrèrent surtout chez les frénétiques.

» Dans cette constitution, la guérison était annoncée par quatre signes principaux ; l'hémorrhagie nasale très-abondante, un flux d'urine avec un sédiment louable et copieux ; le trouble d'entrailles, avec des selles bilieuses paraissant en temps convenable, et la dysenterie. Il arrivait rarement que l'on fût jugé avec un seul signe, mais avec tous ; quoique la maladie parût plus grave, néanmoins tous ceux à qui cela arrivera, échappèrent.» (*Épidém.*, pag. 120, trad. française, in-12, avec le grec. Paris, 1815.)

APHORISME II.

DANS les maladies aiguës, si les larmes paraissent avec sujet, elles ne sont point extraordinaires ; mais elles le deviennent d'autant plus, si elles sont involontaires.

CEUX qui tout à coup sont pris de vives souffrances, dit Hippocrate (liv. *des Crises*), dont l'hypochondre est retiré en haut, et qui ont des douleurs vers les fausses côtes ou aux jambes, guérissent par la saignée et la purgation : car une fièvre violente ne peut subsister dans des parties très-affaiblies. Le larmoiement involontaire dans les fièvres aiguës et mieux encore dans les ardentes, (liv. 1 *des Épidémies*), s'il n'y a pas de signes mortels, fait prévoir l'hémorrhagie du nez; mais si les autres signes sont très-mauvais, au lieu de l'hémorrhagie, c'est un signe mortel. Lorsque les veines battent fortement, que le visage est très-animé, les hypochondres élevés, point souples, cela annonce que la maladie sera longue et ne finira pas sans convulsions ou une grande hémorrhagie du nez ou de violentes douleurs (liv. *des Crises.*) Les soubresauts dans les poignets sont les indices d'une longue fièvre ou d'un ecrise prochaine, qui tend à un état pire et souvent mortel (*idem*, liv. *des Crises*); lorsqu'il s'amasse autour des dents des matières visqueuses ou fuligineuses, la maladie devient plus intense (*Aphorisme* 55, sect. ivᵉ); la prostration des forces ou l'adynamie sans aucune cause d'inanition ou d'évacuation est un symptôme pernicieux (Hippocrate, *Pronost.*). On ne peut méconnaitre ici tous les caractères des fièvres adynamiques qui passent aussi à un degré plus violent et se changent en fièvres malignes ou ataxiques. Le relâchement ou l'espèce de paralysie des muscles orbiculaires de l'œil est ici la cause de l'écoulement des larmes involontaires. Ce symptôme est d'autant plus grave, que le cerveau, organe de la sensibilité, est alors dans un espèce de collapsus, comme il est facile de le remarquer dans les maladies graves accompagnées de larmoiement involontaire. Il y a assoupissement, un délire fugace, soubresauts des tendons, viscosité autour des dents, sécheresse de la langue et successivement accès de convulsions ou agitation extrême ; syncope, refroidissement des extrémités et collapsus mortel. Toutefois il arrive même souvent que les malades attaqués de fièvres adynamiques, répandent quelques larmes involontaires, sans être dans un état mortel : j'en ai vu un nombre assez grand, qui ont réchappé. Mais dans une épidémie où tout est différent des cas particuliers, je ne doute pas que la remarque de notre auteur, ne soit vraie à toute rigueur; je l'ai vérifié dans une épidémie de fièvres malignes.

APHORISME III.

Dans la fièvre quarte, l'hémorrhagie du nez n'est point favorable.

Quelquefois, dit Hippocrate, il survient une hémorrhagie du nez dans la fièvre quarte, mais elle ne la termine point, ni les maladies qui finissent par suppuration (liv. *des Crises*). Dans les fièvras ardentes et autres, les douleurs au cou avec pesanteur des tempes, obscurcissement de la vue, distension de l'hypochondre sans douleur, indiquent l'hémorrhagie du nez. La pesanteur de tête avec pincement à l'orifice supérieur de l'estomac et les nausées, annoncent le vomissement de bile ou de pituite, surtout chez les enfans. Les fièvres quartes survenaient en général dès le commencement (liv. 1 *des Épidémies*), avec leurs périodes accoutumées; elles succédaient par apostase (c'est-à-dire par métastases ou conversions en d'autres maladies). Elles étaient longues conformément à leur nature, et souvent même plus opiniâtres qu'elles ne le sont ordinairement. Les quotidiennes, nocturnes, diurnes, erratiques, furent nombreuses et longues, tant chez les personnes alitées, que celles qui ne l'étaient pas. Les convulsions furent fréquentes, surtout chez les enfans : dès le commencement, elles se joignaient à la fièvre ; d'autres fois elles survenaient durant son cours, et se prolongeaient sans aucunes suites fâcheuses, à moins que la maladie ne devînt funeste par toute autre cause. (*Liv. 1 des Épidémies*, pag. 92.)

Déjà la fièvre quarte n'était plus primitive, sa durée n'était plus seulement relative à la présence de la saburre dans les premières voies : elle devenait une crise de la maladie principale, qui était ici une fièvre bilieuse continue ; l'hémorrhagie du nez ne pouvoit donc avoir le même succès qu'au commencement de l'épidémie. Il peut arriver certainement, et il y en a des exemples d'hémorrhagies du nez favorables dans la fièvre quarte primitive chez les jeunes sujets, notamment chez les filles non menstruées ou qui n'ont eu leurs règles qu'à des époques irrégulières. Alors l'hémorrhagie du nez et la fièvre quarte alternent pour la guérison, et cette hémorrhagie, loin d'être mauvaise, ne cesserait point sans de graves accidens. C'est pourquoi il faut être très-prudent sur ces sortes d'exceptions ; il faut bien observer quand le soulagement suit immédiatement une évacuation ; on est certain qu'elle est critique ; c'est sur cette seule indication qu'il faut se régler. L'hémorrhagie du

nez ést plus favorable dans la fièvre tierce, surtout au printemps. Elle la termine souvent, ainsi
que les règles chez les jeunes filles, d'une constitution sanguine pléthorique qu'il faudrait bien se
garder d'empêcher de se débarrasser par cette voie
critique.

**FIÈVRE INFLAMMATOIRE ÉPHÉMÈRE, PROLONGÉE, TERMI-
NÉE D'UNE MANIÈRE CRITIQUE PAR L'IRRUPTION DES
RÈGLES.**

A Larisse, une jeune fille est saisie d'une fièvre
aiguë, ardente, avec insomnie; soif vive, langue
brunâtre, sèche, urine colorée, mais ténue. Le
deuxième jour fut pénible, point de sommeil. Le
troisième, déjections copieuses, liquides et aqueuses, qui continuèrent les jours suivans avec un soulagement marqué. Le quatrième, urine limpide,
en petite quantité avec un léger nuage et sans sédiment; délire vers la nuit. Le sixième jour, hémorrhagie copieuse du nez, et après un long frisson, sueur chaude universelle, suivie d'apyrie; la
maladie est jugée. Pendant le cours de la fièvre et
après la crise, la menstruation se déclara pour la
première fois chez cette très-jeune fille. Elle
éprouva constamment du dégoût et des frissons
avec rougeur du visage, douleur des yeux et cé-
phalalgie. Il n'y eut point de récidive après la
crise : les exacerbations avaient lieu les jours
pairs. (Hippocr., *Épidémies*, liv. III, malade 12ᵉ).

MÊME GENRE DE FIÈVRE.

Périclès à Abdère est pris d'une fièvre aiguë, continue, avec sentiment général de souffrance, soif vive, nausées, vomissement de la boisson, douleur rapportée à la rate, pesanteur de tête. Le premier jour, hémorrhagie copieuse de la narine gauche, fièvre plus vive, urine abondante trouble, blanchâtre, sans sédiment. Le deuxième jour, tous les symptômes furent aggravés; urine épaisse, sédimenteuse, diminution du dégoût, sommeil. Le troisième jour, rémission de la fièvre, urine copieuse avec des signes de coction et un sédiment abondant; nuit calme. Le quatrième jour, vers midi, sueur abondante, chaude, universelle, terminaison de la fièvre qui est jugée : point de récidive. La maladie était aiguë. (Hippocrate, *Épidémies*, liv. III, malade 6).

APHORISME IV.

Les sueurs fortes et rapides qui paraissent les jours critiques, sont périlleuses. Il en est de même de celles qui distillent goutte à goutte du front, comme les filets d'eau d'une source, ou des froides et excessives ; car nécessairement elles sont le fruit de violens efforts, d'un grand travail et d'une longue expression.

Les fièvres se jugent numériquement les mêmes jours, soit que les malades meurent ou guérissent. Les plus bénignes, avec les signes les plus salutaires, cessent au quatrième jour ou auparavant ; les plus dangereuses, avec les signes les plus formidables, sont mortelles au quatrième jour ou même auparavant. C'est ainsi que se termine la première période des fièvres ; la deuxième se prolonge au septième ; la troisième, au onzième ; la quatrième, au quatorzième ; la cinquième, au dix-septième ; et la sixième, au vingtième.

18*

FIÈVRE ÉPHÉMÈRE INFLAMMATOIRE PROLONGÉE.

Établissons d'abord, **par** un exemple puisé dans les *Épidémies* d'Hippocrate, la différence de caractère des sueurs; pour être salutaires, elles doivent être chaudes et universelles; quoique la maladie soit très-aiguë, même avec délire et phrénésie, elles la terminent. C'est alors une crise, suivant la doctrine d'Hippocrate.

« Une femme, dont l'esprit était aigri par le chagrin, avait perdu le sommeil et l'appétit, mais n'était point alitée; elle éprouvait de la soif et **du** dégoût. Sa demeure était à Thasos, sur la plate-forme, près du fils de Pilade. Le premier jour, au commencement de la nuit, frayeur, grande loquacité, découragement, fièvre légère au matin, fréquentes convulsions, et dans les intervalles, délire, paroles obscènes, douleurs générales, violentes et continuelles. Le deuxième jour, même état, perte de sommeil, fièvre plus aiguë. Le troisième jour, cessation des spasmes, assoupissement profond et carotique; au réveil, efforts violens qu'on ne pouvait réprimer, délire considérable, fièvre aiguë. La nuit, sueur copieuse, chaude et universelle, cessation de la fièvre, sommeil, exercice plein et entier de la raison : la maladie est jugée. Le troisième jour, urine ténue, noirâtre avec beaucoup de petits nuages par flocons et sans sédiment. Écoulement abondant des règles au moment de la crise. » (Liv. III *des Épidémies*, malade onzième). *Lisez* le mémoire sur la contagion, et la description de la peste, t. II. sect. VII, pag. 27.

APHORISME V.

Le flux de ventre dans une maladie longue, est de mauvais augure.

Répétition. *Voyez* Aphorisme 6, sect. VII.

APHORISME VI.

Ce que les médicamens ne peuvent guérir, le fer le guérit ; ce que le fer ne guérit pas, le feu le guérit, et ce que le feu ne guérit pas, est inguérissable.

Quand on a accusé le père de la médecine de rester dans l'inaction, au lieu de s'occuper à traiter avec vigueur les malades qui lui furent confiés en si grand nombre, dans le pays le plus civilisé du globe et dans un siècle où les sciences, les lettres et

18*

les arts brillaient du plus vif éclat à Athènes, on n'a
sans doute pas réfléchi aux récompenses extraordinaires que le célèbre médecin de Cos a obtenues
avec la juste admiration de son talent, non-seulement de l'aveu des philosophes, des guerriers,
des historiens, des artistes les plus célèbres, ses
contemporains, mais encore du consentement una-
nime de tous les peuples civilisés, qui ont reconnu
sa doctrine, comme la seule invariable. Notre philo-
losophe s'est immortalisé par son désintéresse-
ment et son généreux dévouement envers sa pa-
trie. Le burin de l'histoire nous a transmis tout ce
qu'il y a de plus honorable en ce genre. L'homme
du plus grand talent a donc seul osé jamais dire :
Ce que les médicamens ne guérissent pas, le fer le
guérit ; ce que le fer ne guérit pas, le feu le guérit, et ce que le feu ne guérit pas, doit être réputé
inguérissable. Cette seule proposition est à nos
yeux une grande preuve des ressources dont on
faisait usage en médecine ; mais ce qui doit nous
convaincre davantage, c'est la juste appréciation
du pouvoir de l'art par des opérations que l'on peut
perfectionner, il est vrai, à l'aide de nouvelles méthodes et de meilleurs instrumens, mais dont la
priorité appartient à Hippocrate. «A la vérité, nous
avons le pouvoir d'agir avec les moyens naturels,
et les instrumens que l'art met à notre disposition,
pour devenir ainsi des artistes habiles et rien de
plus. Si un malade est atteint de quelque infirmité

qui élude l'action des instrumens, il ne faut pas s'attendre à voir triompher l'art; ainsi, de tous les cautères actuels, le feu est évidemment le plus fort : il en est beaucoup d'autres moins violens. N'est-il pas démontré qu'on ne peut guérir par des remèdes plus faibles des maux plus forts qui, ne pouvant être attaqués par des moyens extrêmes, sont alors inguérissables ? Comment en entreprendrait-on la cure quand le feu y est inutile; sinon, il faudrait invoquer un autre art où cet agent ne servît pas d'instrument ?

» Mon discours prouvera de même de quelle nature peuvent être les autres ressources de la médecine : je dis donc que si après avoir fait usage de tous les moyens de guérison, chacun en particulier, on ne peut en obtenir aucun succès, il ne faut point en accuser l'art, mais la violence de la maladie. La médecine, pour prouver ses ressources, n'a pas besoin qu'on fasse son apologie par de beaux discours, ni elle ne craint pas qu'on lui reproche justement de ne point entreprendre la guérison des vices qui ne peuvent être corrigés par l'art, ou, si elle l'entreprend sans succès, on ne doit point lui en attribuer la faute. C'est ce que je pense avoir assez démontré quant à présent. Les artistes habiles se connaissent mieux par leurs œuvres que par leurs discours; ils ne cherchent point à éblouir la multitude; mais ils sont persuadés qu'il est un moyen plus naturel de mériter la confiance, et de

l'obtenir en s'adressant à la vue plutôt qu'à l'ouie.
(Hipp.) Voilà ma réponse à la diatribe du docteur
Rasori, et à ceux qui, à son exemple, auraient jamais la maladresse d'insulter au bienfaiteur de l'humanité, et, nous osons le dire, au plus ardent, au
plus zélé défenseur des médecins présens et futurs.

APHORISME VII.

La phthisie attaque surtout les sujets de
dix-huit à trente-cinq ans.

APHORISME VIII.

La phthisie atteint avec plus de violence
et mortellement ceux qui y sont naturellement disposés ; secondement, lorsque la
saison lutte de concert avec la maladie,
comme l'été avec la fièvre ardente, l'hiver
avec l'hydropisie ; les causes physiques dominent alors, les affections spléniques sont
plus à craindre.

Je réunis ces deux aphorismes, parce qu'ils sont
une suite l'un de l'autre. Hippocrate a distingué

soigneusement dans ses *Constitutions épidémiques*,
les maladies qui ont régné, soit en hiver, soit en
été, et les sujets qui y étaient plus spécialement
exposés par leur tempérament, leur âge et leur
conformation. (1re *Constitution*.)

« A Thasos, vers l'équinoxe d'automne (l'année
commençait ainsi chez les Grecs), au lever des
Pléiades, il y eut des petites pluies douces, continuelles, avec des vents méridionaux. L'hiver fut
doux, rarement accompagné de vents du nord et
avec sécheresse; en un mot, il ressembla tout-à-
fait au printemps. La saison vernale se régla sur
les vents du midi; il y eut des froids et peu de
pluies. L'été, le ciel fut presque toujours nébuleux, sans pluies; les vents étésiens furent rares,
faibles, et soufflaient par intervalles. Ainsi, les
vents constans du midi et la sécheresse caractéri-
sent cette constitution.

» Des fièvres ardentes, mais en petit nombre,
débutèrent, dès les premiers jours du printemps, à
la suite des vents septentrionaux, qui avaient
régné avec une constitution directement opposée.
Ces fièvres étaient bénignes, rarement accompagnées d'hémorrhagies, et personne n'en mourut.
Beaucoup eurent des parotides, tantôt d'un côté,
tantôt de tous les deux; la plupart étaient sans
fièvre.

» Dès le commencement de l'été, durant cette

saison jusqu'en hiver, beaucoup de sujets, qui étaient languissans, s'alitèrent phthisiques ; de simples doutes sur cette maladie se confirmèrent alors irrévocablement. Tous ceux qui avaient quelque disposition à la phthisie, commencèrent aussitôt à en être attaqués ; la plupart en mouraient. Je ne sais même si parmi ceux qui furent alités, il s'en trouva un seul qui ait survécu quelque temps. Le terme fatal était plus précipité qu'il ne l'est ordinairement ; au contraire, on supportait facilement des fièvres très-longues et sans danger de la vie, comme nous le dirons bientôt. Il n'y eut donc uniquement que la phthisie qui fut la plus violente et la plus dangereuse de toutes les maladies qui régnèrent, et celle qui enleva le plus de monde. Ceux qui avaient la peau très-blanche, la poitrine étroite et les épaules comme détachées du tronc, furent plus particulièrement attaqués de phthisie. » Nous avons eu un exemple à peu près semblable de phthisie épidémique en 1803, où des maux de gorge, qui n'étaient autres que des angines laryngées, dégénéraient en phthisie ; chez presque tous les sujets, et particulièrement les filles qui avaient une disposition à la phthisie. Admises dans les hôpitaux, elles y languirent pendant l'hiver, et moururent au printemps de la phthisie. A l'ouverture des corps, on trouva le larynx en partie détruit ou corrodé, et une ulcération du poumon. Ceci a été constaté à la clinique de feu Corvisart.

En hiver, les causes physiques dominent; la rate est plus sujette à être atteinte d'obstruction ou d'inflammation par le froid, tandis que le foie est plus sensible en été à la chaleur. Or, l'hydropisie vient en général de maladies aiguës mal guéries, d'inflammations ou phlegmasies lentes, d'endurcissement des membranes et des viscères. Il se forme des épanchemens séreux, parce que les sécrétions sont suspendues et les excrétions moins copieuses; l'absorption est diminuée dans les membranes séreuses, qui sont à la surface des cavités de la poitrine, du ventre et de la tête. On sait très-bien que l'œdématie des jambes et le scorbut accompagnent souvent les maladies de la rate, et que ces affections dominent surtout en hiver, dans des climats froids et des pays très-humides. En suivant les principes établis par Hippocrate, nous savons tous que les phthisiques, qui habitent les contrées boréales, doivent être envoyés, quand cela est possible, dans un climat chaud, pour y passer l'hiver, comme le midi de la France, si les malades habitent Strasbourg ou Paris, parce que l'hiver est ici ordinairement froid et humide, et se continue souvent au printemps.

APHORISME IX.

Si la langue n'est ni noire, ni trop rouge, et s'il n'y a aucuns signes de ce genre, la maladie n'est pas très-grave, tout indique au contraire qu'elle est modérée.

Il est absolument nécessaire d'examiner l'état de la langue, puisque la membrane muqueuse qui lui sert d'enveloppe est la continuation de celle qui revêt la face interne de l'estomac, des intestins et des bronches. Toutefois, il ne faudrait pas croire que la couleur noire ou rouge comme du sang, fût absolument un signe d'inflammation ou gangrène de l'estomac. Les couleurs des humeurs, non résorbées à l'intérieur, a dit Hippocrate, dans le *Traité des Humeurs*, sont visibles comme celles des fleurs. Ainsi, la langue jaune indique la bile; rouge, le sang; blanche, la lymphe ou pituite; verte, la bile verte ou atrabile. Si la langue n'est ni noire, ni trop rouge, la maladie sera peu violente. Cette proposition est générale, car la saburre bilieuse est souvent jointe à une grave maladie : le choléra-morbus, la colique de miséréré ou volvulus, la fièvre billeuse, ardente, inflammatoire, en sont des exemples. La vivacité de la couleur rouge n'indique pas toujours une inflammation, ni la couleur noire, une fièvre adynamique. Il arrive en effet, dans les fièvres inflammatoires, continues, synoques, putrides ou gastro-adynamiques, que la langue est noire, sèche et comme brûlée, tandis que le malade doit être saigné. Mais le pouls, plus ou moins plein, le délire, le battement des artères temporales, le larmoiement involontaire, surtout chez les jeunes gens, annoncent une hémorrhagie du nez critique : on voit bientôt après la langue se nettoyer et reprendre une couleur rouge vermeille.

APHORISME X.

Voila donc ce qu'il faut bien observer dans les maladies aiguës, afin de prévoir si la guérison ou la mort doivent en être la suite.

Les douleurs et pesanteurs de tête et du cou, avec fièvre et sans fièvre, annoncent des convul-

sions. Dans la pleurésie, les vomissemens de matières vertes sont ordinairement les signes d'une
mort prochaine. Dans les fièvres ardentes et autres,
les douleurs au cou, avec pesanteur des tempes,
obscurcissement de la vue, et tension de l'hypochondre sans douleur, indiquent l'hémorrhagie du
nez. La pesanteur de tête, avec pincemens à l'o-
rifice supérieur de l'estomac et des nausées, annoncent le vomissement de bile ou de pituite,
surtout chez les enfans. Ces derniers ont facilement des convulsions, ainsi que les femmes. Celles-ci ont en outre des douleurs de l'utérus. Les
vieillards, dont la chaleur naturelle s'éteint, sont
sujets à la paralysie, à la démence et à la cécité.
(Hipp., liv. 1 *des Epidémies.*) Ceci est vrai en général ; mais il est certain que nous voyons souvent
des vieillards attaqués de fièvre aiguë, causée
par une inflammation locale, soit de la gorge, soit
du poumon ou de la plèvre, et y succomber à peu
près comme les autres sujets, quand les vieillards
sont attaqués brusquement en pleine santé.

Or, puisqu'il s'agit du pronostic, il faut être
très-prudent et ne pas s'arrêter à un seul signe,
mais bien au caractère particulier de la maladie,
d'après la récapitulation des principaux symptômes
tels qu'ils sont consignés en général dans un cadre
nosologique ou nosographique. Nous indiquons
spécialement ici la Nosologie de Cullen et la Nosographie de Pinel. Il faut lire surtout le *Traité du Pro-*

nostic dans les maladies aiguës ; les *Prénotions* de Cos et les deux livres des *Prorrhétiques* ou *Prédictions* d'Hippocrate, pour se former une juste idée de la sagesse de ce célèbre médecin, sur l'art difficile de prédire juste dans les maladies.

APHORISME XI.

Le testicule droit, froid et contracté, est un signe mortel.

Cette espèce de rotation du testicule remonté vers l'aine est l'effet de la convulsion du muscle *crémastère,* qui sert d'enveloppe au scrotum. J'ai vu ce signe constamment mortel chez les phrénétiques. Le délire continuel dans lequel ils meurent, avec des convulsions, permet d'observer cette rotation, tandis que les malades s'agitent de mille manières, et sont ainsi presque toujours nus. Pourquoi le testicule droit est-il désigné plutôt que le gauche ? Il serait difficile d'en tirer une conclusion qui fût entièrement différente. Je suis certain d'avoir observé ce signe relativement à un malade attaqué de phrénésie, après un coup de soleil à la tête ; les suites furent un abcès du cerveau. Comme ce malade était un médecin, il voulait se traiter lui-même ; il négligea la saignée du bras, qui devait être réitérée les premiers jours ; il eût fallu couvrir la tête de sangsues, raser les cheveux, puis employer la glace pilée ; mais il ne voulut rien faire. Le délire revenait régulièrement à midi et le soir. Alors la fièvre augmentait ; la figure devenait rouge, quoiqu'elle fût habituellement pâle ; le malade se plaignait d'éprouver une douleur lancinante, comme si on lui eût donné des coups de marteau dans la tête. Alors il se découvrait et sortait de son lit, toutefois sans jamais délirer complétement. Enfin, vers le septième jour, il demanda qu'on lui appliquât des vésicatoires aux jambes, et il en résulta des convulsions épileptiques, au milieu desquelles la convulsion du testicule droit et froid continua constamment jusqu'à la mort. La figure devint tout-à-fait brune ; puis, quelques momens après, verte, et le corps se putréfia en quelques heures. C'était en été, dans un temps d'orage. On fut obligé d'inhumer dès le lendemain : il était presque impossible de suivre le convoi. Ainsi finit l'homme !

APHORISME XII.

Les ongles noirs, livides, les doigts des pieds et des mains livides, fortement reti-rés ou relâchés, sont un signe de mort prochaine.

APHORISME XIII.

Les lèvres livides, pendantes, froides, relâchées, signe mortel.

APHORISME XIV.

Les oreilles froides, transparentes et re-rées, signe mortel.

Je réunis ces aphorismes, parce qu'ils ont trait surtout aux fièvres adynamiques et ataxiques. Celles-ci s'engendrent en général par les mêmes causes, qui affaiblissent, ou détruisent les propriétés vitales, en attaquant le principe de vie jusqu'au cœur, et dénaturant, soit par des miasmes délétères, soit autrement, l'irritabilité et la sensibilité. Nous en avons rapporté de nombreux exemples dans nos précédens commentaires sur la IVe section, entièrement consacrée à l'élucidation des principaux phénomènes et symptômes relatifs aux fièvres aiguës en général. Citons d'autres exemples.

FIÈVRE PUERPÉRALE, GASTRO-ADYNAMIQUE.

« La femme de la place des Menteurs, après un accouchement laborieux, donne le jour à un enfant mâle : elle est prise de fièvre, aussitôt elle éprouve de la soif, du dégoût avec cardialgie, sécheresse de la langue, trouble du ventre, déjections liquides, ténues, en petite quantité, insomnie. Le deuxième jour, léger frisson suivi de fièvre aiguë, petite sueur froide autour de la tête. Le troisème, déjections pénibles, crues, ténues et très-abondantes. Le quatrième, nouveau frisson avec un redoublement général et insomnie. Le cinquième fut pénible. Le sixième, même état, évacuations alvines copieuses et liquides. Le septième, retour du frisson, fièvre aiguë, soif considérable, violente agitation. Vers le soir, sueur froide et universelle, suivie de refroidissement général et particulièrement des extrémités qu'on ne pouvait plus échauffer. La nuit, nouveau frisson, les extrémités toujours froides, point de sommeil, léger délire avec des intervalles lucides très-rapprochés. Le huitième jour, à midi, chaleur fébrile, soif, assoupissement, dégoût, vomissement de bile jaune en petite quantité ; nuit pénible, insomnie, urine involontaire et très-abondante. Le neuvième , rémission des symptômes, assoupissement ; le soir, léger frisson et vomissement d'un peu de bile. Le dixième, frisson violent, exacerbation de la fièvre, insomnie opiniâtre; au matin, urine très-copieuse sans sédiment, la chaleur revient aux extrémités. Le onzième , vomissement de bile verdâtre ; peu après, frisson violent et, de nouveau, froid des extrémités ; vers le soir, sueur, frisson, vomissement très-fréquent ; nuit pénible. Le douzième jour, le vomissement augmenta et fit rendre beaucoup de matières noires, fétides, et fut suivi de hoquet fréquent et d'une soif très-intense. Le treizième , vomissement très-abondant de matières noires, fétides, auquel succède un frisson violent; à midi, aphonie. Le quatorzième jour, écoulement de sang du nez qui est suivi de la mort. Les selles furent constamment liquides , accompagnées de frissons continuels. La malade était âgée d'environ dix-sept ans. » Hipp., *Epid.*, livre III. malade XIIe.

APHORISME XV.

Sɪ un brouillard épais a déjà obscurci le globe de l'œil, si ce dernier fuit la lumière, si l'assoupissement est profond avec une ardeur excessive, il n'y a plus d'espoir.

APHORISME XVI.

Sɪ avec un délire furieux, la connaissance est entièrement perdue, l'ouïe insensible, les sens entièrement abolis, c'est la fin.

C'ᴇsᴛ dans le livre du *Pronostic* que nous puiserons l'explication de ces deux sentences. Toutefois le mot grec λύσσα rage, mérite d'être noté. S'agit-il du délire de la rage ? On croit que cette maladie n'était pas alors connue, parce qu'elle ne se trouve décrite dans aucun des ouvrages d'Hippocrate. Le délire n'est pas toujours furieux dans la rage ; M. le docteur Montaigu, médecin de l'Hôtel-Dieu, et qui a exercé la médecine pendant près de quarate ans, a vu rarement les individus atteints de la rage mourir avec fureur; plusieurs se sont éteints après le premier ou le deuxième accès, sans proférer ni cris, ni s'agiter en furieux. Le délire dont parle ici Hippocrate est phrénétique; il concerne donc les fièvres ataxiques.

Dans une maladie grave, telle qu'une fièvre adynamique ou ataxique, où l'on observe les symptômes les plus dangereux et les plus violens, on ne peut méconnaître les progrès de la phrénésie et l'épanchement d'un fluide séreux dans le cerveau au-dessous des méninges. Ordinairement l'inflammation aiguë s'annonce par les cris, l'agitation excessive, les convulsions, la roideur tétanique de la mâchoire ou des membres, quelquefois l'hydrophobie; l'insomnie est surtout opiniâtre; il y a par intervalles une sorte de calme produit par le collapsus des forces, auquel succèdent un sommeil léthargique ou carotique, la paralysie, l'apoplexie et la mort. Quand il y a quelque crise, il survient une hémorrhagie du nez, ou des dépôts à l'ischion ou au siége; ou des parotides, ou es abcès à l'aine, aux aisselles, ou des suppurations internes qui entraînent une longue convalescence; la diathèse purulente, le marasme, l'hydropisie et la mort : ou il survient des diarrhées, des dysenteries et des lienteries qui terminent les jours des malades, après de longues souffrances. Il n'y a donc ici que les affections aiguës, avec délire frénétique, où l'on puisse particulièrement remarquer les symptômes indiqués dans ces deux aphorismes, qui paraissent avoir été conçus d'après l'observation même des phénomènes des maladies, observées dans les constitutions épidémiques, si bien décrites par Hippocrate.

FIÉVRE GASTRO-ADYNAMIQUE.

« A Melibée, un jeune homme adonné depuis long-temps aux boissons et aux plaisirs de Vénus fut ensuite forcé de s'aliter. Il se plaignait de frisson, de dégoût, d'insomnie avec absence de soif. Le premier jour, déjections excrémentitielles, suivies d'un flux de ventre très-abondant avec des selles liquides mêlées de bile, qui continuèrent les jours suivans; urine ténue rare décolorée; respiration rare et étendue à de longs intervalles, tension de l'hypochondre de chaque côté sans dureté extérieure; palpitation de cœur continuelle; urine huileuse, léger délire sans trouble ni agitation, peau sèche et tendue; déjections ténues copieuses, bilieuses et grasses. Le quatorzième jour, exaspération de tous les symptômes, délire; grande loquacité. Le vingtième, délire furieux, agitation excessive, suppression d'urine, déglutition difficile de la boisson ; le vingt-quatrième jour, mort. » (Liv. II *des Épidémies*, malade XVI). Traduction française p. 281, avec le texte grec en regard.

FIÈVRE ATAXIQUE.

« Une femme, après une fausse couche de cinq
mois, est prise d'une fièvre violente. Au début, assoupissement et alternativement insomnie, douleur gravative de la tête et des lombes. Le deuxième
jour, trouble du ventre, déjections en petite
quantité de matières crues, d'abord sans mélange; puis abondantes et encore plus mauvaises le
troisième jour; la nuit insomnie. Le quatrième,
délire, frayeur, découragement, strabisme de
l'œil droit, petite sueur froide autour de la tête,
froid des extrémités. Le cinquième, exaspération des symptômes, beaucoup de délire avec
des intervalles lucides, point de soif, insomnie;
déjections copieuses, constamment défavorables;
urines noires, ténues, noirâtres; froid et légère lividité des extrémités. Le sixième, même état.
Le septième, la malade meurt dans la phrénésie. »
(Hippocrate, liv. III *des Épidémies*, malade XI°.)

APHORISME XVII.

Ces signes sont encore plus prononcés au moment de la mort, alors le ventre se tend et se météorise.

———

Les signes les moins équivoques de la mort sont l'élévation et le gonflement du ventre : ceci est manifeste par le dégagement des gaz qui résultent de la putréfaction. On voit alors le ventre se ballonner et quelquefois se vider par haut et par bas : c'est un effet des lois physiques, qui exercent déjà leur empire sur les parties privées des propriétés vitales. Toutefois, le seul signe certain, qui ne puisse être mis en doute, est la putréfaction ou l'odeur cadavéreuse. Car on a eu de fréquens exemples de sépultures prématurées, quand on n'avait pas eu la sage précaution, qui est observée aujourd'hui, de ne pas permettre l'inhumation avant la visite d'un médecin nommé à cet effet, en vertu des lois et de l'autorité chargée de les exécuter pour la sûreté générale, et souvent pour protéger la morale et prévenir ou découvrir les crimes.

APHORISME XVIII.

Enfin le terme fatal est expiré, lorsque la chaleur vitale, placée au-dessus de l'ombilic, remonte vers les parties situées au-dessus du diaphragme, et que l'humide radical est consumé tout-à-fait ; après que le poumon et le cœur ont exhalé ce qui leur reste de fluide vaporisé. La chaleur se concentre vers les lieux prêts à être frappés de mort ; elle chasse en masse ce souffle de vie, d'où le tout va se réunir au tout. Dès lors l'âme quittant sa demeure mortelle, s'échappe partie par les chairs, partie par les soupiraux de la tête, par lesquels nous connaissons que l'on vit, et abandonne pour jamais le froid simulacre de l'homme mortel, composé de bile, de sang, de pituite et de chairs.

La description de la dernière fin de l'homme mortel est très-habilement conçue par le philosophe de Cos. Le tableau en est tellement exact, qu'il paraît impossible à tout homme de génie d'être jamais tenté d'y rien ajouter ; nous ne craignons que de l'avoir affaibli. Toutefois, nous en dirons autant de la face du moribond, dont la description présente aussi un tableau achevé dans le livre du *Pronostic.* Nous devons en reproduire ici les principaux traits :

Le nez sera aigu ; les yeux enfoncés ; les tempes affaissées ; les oreilles froides, contractées et leurs lobes repliés ; la peau du front dure, tendue et desséchée ; la couleur de toute la face d'un vert pâle, ou noire, ou livide, ou plombée. Voilà la face exactement calquée sur les traits de la mort, de manière qu'il soit à jamais impossible de la méconnaître ; et pourtant il y a malheureusement des exemples de léthargie, qui ont trompé les médecins les plus expérimentés. Astruc a donné de grands développemens à ces considérations, et avec d'autant plus de raison, qu'il faillit plusieurs fois d'être enterré vivant.

Le moment est enfin venu, où l'âme va quitter ce corps froid, simulacre d'un homme mortel, pour retourner au sein de son créateur immortel, pour y jouir du bonheur ou des peines d'une autre vie, et où elle sera jugée, selon ses œuvres, d'après la justice divine. Le tout va se réunir au tout : ces deux pensées sont entièrement distinctes.

Il ne s'agit pas de savoir à quelles conditions l'homme doit vivre soumis aux élémens, comme l'indiquent Volney dans ses *Ruines,* et Cabanis dans

son *Traité du physique et du moral de l'homme.* Les animaux savent aussi se creuser des tanières, chercher
leur nourriture et défendre leur propre vie et leurs
petits. Il ne suffit pas à l'homme de pourvoir à son
existence et à ses besoins ; car, pour se conserver,
il n'aurait ainsi que des désirs tout matériels , uniquement dictés par ses sens. La tempérance , la
justice , la vertu et le pouvoir de vaincre ses passions, en s'imposant des privations, ne seraient
plus que des chimères. Si l'on adopte seulement les
idées qui viennent par les sens, jamais l'homme ne
s'amenderait : il n'y a plus pour lui de Providence.
Car, quoi de plus naturel que l'adultère, l'ivro-
gnerie, la gourmandise, l'avarice, la paresse, le
jeu, l'amour sensuel? Les animaux s'y livrent
sans réserve, et aussi les libertins, les crapuleux,
les débauchés, les meurtriers, les avares. Point
d'amitié certaine avec de pareils hommes ; tout est à
leurs sens; mais le dégoût accompagne leurs excès et
devient leur propre destruction. Comme on le voit,
la nature se trompe quelquefois, en produisant des
monstres, mais elle ne les multiplie jamais. Quiconque ne consulte point sa raison, obéit à ses
sens en aveugle, et est incapable de persévérance
dans le chemin de la vertu. Car un ivrogne a aussi
ses leçons de bravoure et de courage ; un libertin,
ses sermens de fidélité; un gourmand, ses ré-
formes de sensualité; un avare , ses écarts de
prodigalité; un meurtrier, voire même un bri-

19*

gand, ses lois de société. Mais comme le singe est imitateur de l'homme et ne marche pas long-temps sur deux pieds, de même le méchant retourne au vice, tout en parlant de vertu. Mais cela n'explique ni la variété des formes, ni celle des couleurs, ni les perfections de la création, qui sont d'une admirable proportion. Disons, relativement à la matière, que la terre par elle-même ne produit rien; que si les germes des plantes et des animaux n'étaient d'abord créés, rien de ce qui existe sur la terre, ne produirait rien. Or, comme l'observe très-bien Galien, qui choisit entre tous les systèmes philosophiques, il n'y a pas la moindre probabilité du système des atômes et de la métempsycose, pour quiconque ne nourrit pas des préventions absurdes. Car vainement une terre passée au feu, serait conservée dans un lieu parfaitement sec; elle ne produirait jamais rien. Mais si on l'expose à l'air et à l'humidité, elle se chargera des atômes, sans doute, mais imperceptibles et organisés; de sorte que des plantes et des œufs d'insectes ou d'animaux s'y développeront à l'air, par leur chaleur innée et non autrement.

FIN DE LA HUITIÈME SECTION.

RÉCAPITULATION

Je ne dissimule pas les grands progrès que la chirurgie a faits dans ces derniers temps. Ainsi l'opération de la transfusion du sang, suivie d'un succès complet; la suture du voile du palais; la rhinoplastie; la lithotritie ou broiement de la pierre dans la vessie; la lithotomie réformée ou bornée à quelques cas rares; la formation d'une pupille artificielle chez les aveugles de naissance; la perforation d'un anus artificiel chez les nouveau-nés; la résection des extrémités des os longs, sans avoir recours à l'amputation; le redressement de la colonne épinière, après de longues années de courbure native; la ligature des artères crurales et axillaires dans les anévrismes; l'amputation des os à leur réunion des articulations fémoro-coxale et huméro-scapulaire, dans le cas de carie ou de fracture comminutive; l'excision du col de l'utérus devenu squirrheux; ce viscère soustrait en entier aux ravages du cancer; l'entérotomie, en détruisant l'intus-susception de l'intestin, dans un iléus mortel; la gastroraphie dans les grossesses extrà-utérines : voilà ce qui rend l'art de guérir presque divin. En effet, la parole rendue aux muets, la vue aux aveugles, l'ouïe aux sourds, la locomotion aux paralytiques, la vie aux morts, autant que les forces humaines peuvent le permettre, ce sont là les prodiges de la chirurgie moderne.

Le génie de l'homme ne s'est pas moins enrichi de découvertes précieuses en médecine par les nouvelles préparations de chimie, appliquées à la matière médicale. Ainsi, les métaux les plus durs, les acides minéraux les plus corrosifs, les oxydes les plus caustiques, les végétaux les plus âcres, les sucs les plus vénéneux sont administrés chaque jour avec succès, d'après les modifications qui leur conviennent. Les teintures d'oxyde d'arsenic, de nitrate d'argent fondu, de muriate suroxygéné de mercure corrosif, l'oxyde d'iode, les acides sulfurique, nitrique et muriatique, l'hydrosulfure de potasse, le tartrate antimonié de potasse, l'hydro-udrate d'oxyde d'iode, sont prescrits par quelque praticiens pour la guérison de maladies réputées inguérissables. Le sulfate de quinine surtout est la découverte la plus précieuse, relativement aux fièvres pernicieuses, intermittentes et de nature pestilentielle. L'acétate de morphine ne présente que de faibles avantages sur les autres préparations d'opium, telles que le laudanum liquide de Sydenham, la teinture de Rousseau, le sirop diacode. Les acides prussique, hydrocyanique; la teinture de cantharides, les extraits de cigüe, d'aconit napel, de jusquiame, de noix vomique, de belladone, ou strychine, le sirop de morphine, toutes les résines âcres, le suc d'ellébore, de laitue vireuse, de pavot, enfin le seigle ergoté, voilà, dis-je, la série nombreuse de poisons végétaux, qu'il n'est permis qu'aux plus savans praticiens d'ordonner, toutefois après avoir fait auparavant de nombreuses tentatives sur les animaux vivans, pour en constater les effets exacts. Cet ensemble, combiné de moyens thérapeutico-chimiques, doit être interdit aux jeunes médecins, à cause des accidens nombreux et mortels, qui sont résultés d'essais incomplets ou intempestifs, ou de faits trop mal observés pour qu'il leur soit possible de se dispenser de consulter d'abord les écrits des docteurs modernes, avant d'y adapter avec sécurité les nouveaux médicamens étrangers : une longue expérience peut seule les rendre utiles à l'art de guérir.

Ce qui doit surtout fixer l'attention des médecins instruits, c'est une méthode claire, simple et facile de classification. Mais, soit que l'on aime à s'associer aux découvertes modernes, soit que l'on préfère à cette investigation lumineuse, le simple enregistrement des faits observés par écrit; il faut toujours faire choix d'un plan, ne fût-ce que pour aider la mémoire; et ce dernier moyen, s'il n'est bien méthodique, est encore trop infidèle par lui-même, pour en retirer quelque avantage certain. Le moindre inconvénient qui en résulte est de s'en rapporter isolément à une comparaison découra-

geante d'une infinité d'autres faits différens, mal
expliqués, et n'ayant entre eux aucune liaison
pour l'étude des causes générales ; de sorte qu'à
vrai dire, cette manière d'observer rapetisse le
génie, détruit les longues vues, éloigne des méditations sérieuses, autant peut-être que le défaut
d'étude des langues savantes dans lesquelles les
anciens auteurs ont écrit. Ainsi, la classification
des diverses affections morbides par la méthode de
l'analyse appliquée à l'étude philosophique de la
médecine, suivant les causes naturelles, comme
l'illustre professeur Pinel en a donné l'exemple
dans ses excellens *Traités* de Nosographie, de Clinique médicale et d'Essai médico-philosophique
sur l'aliénation mentale ; cette étude, dis-je, en-
richie des nouvelles découvertes, ne peut que se
perfectionner de plus en plus. Loin de l'abandonner, il faut au contraire en saisir les imperfections,
non pour scinder les principes, mais pour les rapprocher, s'il est possible, davantage ; d'ailleurs, il
faut bien le dire, pour prévenir les abus de confiance
que les jeunes élèves peuvent aussi commettre, en
n'ayant pas de plan fixe dans leurs études. Disons-
le hardiment, les opérations les plus brillantes
de chirurgie, les traitemens les plus héroïques de
médecine, les découvertes les plus sublimes de
chimie, ne suffisent pas pour détruire toutes les
perplexités du médecin au lit des malades. Les
meilleurs praticiens l'ont déclaré dans leurs écrits ;

ils en ont fait le pénible aveu, après une longue carrière parcourue avec de grands succès. Ils ont toujours eu à se repentir d'avoir abandonné la vraie route tracée par le père de la médecine ; et c'est une justice qu'il faut leur rendre, et qu'ils ont entièrement rendue aux écrits du philosophe de Cos, d'avouer que les moyens de se dégager d'une mauvaise route, appartiennent entièrement aux grands principes du père de la médecine. Baglivi, Sydenham et Boerrhaave seraient ici encore juges pour décider cette question : il ne faut que lire leurs écrits. Les découvertes modernes ont établi des exceptions importantes, mais les vrais principes de l'art ne sont point changés. Que si l'on veut consulter, méditer les aphorismes et autres sentences du père de la médecine, on se convaincra que si l'ouvrage d'Hippocrate manquait aujourd'hui à la science médicale, nous jouirions sans doute des découvertes modernes ; mais il faut bien se rappeler qu'un seul aphorisme prévient plus d'erreurs dans la pratique médicale, que cent volumes d'explications et d'exceptions basées sur une théorie fugitive, ne peuvent en mettre en lumière. Alors, pour les jeunes médecins, c'est toujours à recommencer sur nouveaux frais dans l'étude de la médecine. Quand un anatomiste ou un chimiste célèbre s'empare de l'opinion, et qu'il en forme le spécimen de ses doctrines, sous le spécieux prétexte de simplifier l'étude des maladies et d'arriver à l'unité en médecine : c'est surtout la vraie pierre philosophale pour les sages praticiens qui ont un peu d'expérience. Parmi les aphorismes d'Hippocrate, il en est, à la vérité, plusieurs qui doivent être modifiés, commentés, les Grecs eux-mêmes en ont reconnu la nécessité. Ainsi, par exemple, les plaies pénétrantes du cœur, du poumon, du cerveau, de la moelle épinière, des gros nerfs et vaisseaux sanguins, du foie, de la rate, du pancréas, de l'estomac, des intestins, des reins, de l'utérus, de la vessie, ne sont pas toutes mortelles; quelques-unes peuvent se réunir. Il faut donc toujours avoir égard à leur gravité, leur profondeur, leur étendue et leurs complications d'hémorrhagie, de convulsion, d'ulcération, d'inflammation, de gangrène, de squirrhe, de cancer, pour apprécier le degré de l'éthalite de chacune d'elles. C'est sur ces différences et sur les cas les plus graves d'affections intimes du parenchyme des viscères dégénérés, que roulent presque en totalité les quatre dernières sections des aphorismes, avec les signes mortels compris dans la viii⁰ et dernière section. C'est donc dans un cours particulier, que les sentences d'Hippocrate peuvent et doivent être expliquées et commentées aux jeunes médecins, non-seulement pour leur faire mieux apprécier tous les progrès utiles des sciences accessoires à la théorie médicale, mais aussi pour leur

en faire aussitôt apercevoir mieux les dangers,
comme il convient de rapporter les faits, de les
rapprocher par la pratique médicale, pour les avoir
tels que nous les concevons tous. Car on ne com-
prend pas même qu'il soit venu à l'imagination d'un
célèbre auteur, d'arranger à sa guise ou d'aligner
toutes les maladies sur un même niveau, au point
de nier l'utilité d'une classification des maladies en
genres et en espèces ! Ce n'est pas la première
fois que de pareilles tentatives ont été faites sous
différentes dénominations, pour arriver à l'unité,
réduite à un ou deux principes, que l'on veut faire
cadrer avec la théorie et la pratique médicale. Ainsi,
l'archée de Vanhelmont, le vitalisme de Sthal, le
brownisme, ne sont au fond qu'une seule et même
idée, pour ramener tout à l'unité, voire même le
strictum et le *laxum* de Thémison, qui en est la
plus simple expression. Car le *medium* est aussi
chimérique que la *gastrite* et *gastro-entérite* de
M. B., fixées toujours dans le duodénum, l'estomac et les intestins, avec une irritation et une
sur-excitation, pouvant donner lieu aux sous-ex-
citations, aux virus et à toutes les inflammations.
Ainsi, les saignées, les sangsues, l'eau de gomme,
de veau ou de poulet et le sucre, sont ici la pana-
cée universelle; mais d'après la doctrine d'Hippocrate, il convient aussi de faire vomir et de purger.
En effet, il y a des maladies bilieuses, comme il y
en a d'inflammatoires; les saisons l'indiquent assez.

La couleur de la peau, qui varie, non suivant les systèmes, mais selon la diversité des humeurs, l'indique aussi assez bien pour y croire. Il y a enfin des indications et contre-indications qu'il faut suivre, en se conformant aux lois naturelles de l'économie animale. C'est dans leur exacte observation, que sont conçues strictement les diverses sentences du divin vieillard de Cos, auxquelles deux mille ans des progrès des lumières et des découvertes, n'ont rien pu changer.

Une erreur généralement répandue ne tardera pas à disparaître. On s'exagère beaucoup les différences qui se trouvent entre la langue grecque moderne et le grec littéral. M. le docteur Coray vient de donner un volume uniquement consacré à faire sentir ces différences : c'est le sujet d'un article inséré dans la *Revue encyclopédique*, cahier d'octobre 1828, rédigée par une réunion de membres de l'Institut. « Il semblerait, dit le rédacteur, pag. 114, que ce sont deux idiomes distincts et qui n'ont entre eux qu'un petit nombre de rapports éloignés, comme on aurait voulu le faire croire des deux peuples ancien et moderne. Tout au plus, pense-t-on dans le monde, que le grec parlé de nos jours ressemble au grec ancien, à peu près autant que l'italien ressemble au latin. On persiste à regarder la langue d'Homère et de Démosthène comme une langue morte. Non, cette langue vit encore, de même que le peuple qui la forma. Elle vit avec sa riche nomenclature, avec son harmonie enchanteresse. Une longue suite de siècles a dû produire en elle quelques changemens; mais elle n'est point changée au point de la rendre méconnaissable. Cela est si vrai que tout homme versé dans le grec ancien, peut lire sans dictionnaire, presque tous les ouvrages des derniers écrivains grecs. Le petit nombre de mots empruntés à l'italien ou au turc, se devinent d'ordinaire par le reste de la phrase. Après l'usage des verbes auxiliaires employés pour les conjugaisons, comme dans les idiomes du nord, la plus importante modification que le grec ait subie, est la suite de la révolution arrivée pendant le moyen âge dans l'esprit des peuples, qui les fit renoncer aux inversions, pour suivre l'ordre logique et remplacer dans certaines tournures, l'infinitif par une conjonction, et un autre mode du verbe; encore doit-on remarquer que les Grecs anciens se servaient également de l'infinitif ou du *que*, ὅτι. Ainsi leurs descendans n'ont fait en général qu'abandonner une de leurs manières de s'exprimer; et plusieurs voyageurs assurent même, que la tournure par l'infinitif est encore en usage dans quelques contrées de la Hellade, notamment dans la Laconie. Une chose digne d'attention, c'est que l'altération du grec est bien antérieure à la conquête de la Grèce par les Turcs. Depuis la chute de Constantinople, la langue n'a fait que s'épurer, long-temps, il est vrai, d'une manière insensible, mais, depuis près d'un demi-siècle, assez rapidement. Cela sert encore à prouver, que la conquête n'a jamais été complète, n'a jamais été reconnue et sanctionnée par la nation. La constance à la langue nationale était de la part des vaincus, une protestation de tous les instans, contre la domination des Turcs.

» Jusqu'à présent, l'étude de cette langue avait été complètement négligée parmi nous et chez les autres peuples de l'Europe. » Cette assertion me paraît très-étrange : je dois la réfuter pour rendre témoignage à la vérité. En effet, tout le monde sait que l'Allemagne, l'Angleterre et la France n'ont point cessé d'être le palladium des sciences et de la littérature. L'Espagne et l'Italie, dans le 16e siècle, en ont été le berceau. François Ier, Charles-Quint et Léon X en furent les puissans protecteurs. Depuis cette grande époque du renouvellement des sciences et des lettres en Europe, des chaires grecques se sont élevées de toutes parts dans les colléges et les universités. Dans cette grande régénération de l'esprit humain, la médecine n'a point été oubliée. Non-seulement les édits perpétuels et irrévocables de François Ier et de Charles IX ont consacré des chaires grecques, mais encore l'édit de 1707 de Louis XIV a renouvelé toutes les prérogatives accordées à la science médicale par les Rois ses prédécesseurs, et l'on peut

rappeler surtout ici l'excellent Henri IV, de glorieuse mémoire, qui long-temps auparavant se
plut à augmenter le nombre des chaires au collége royal de France, surtout en faveur de l'art de
guérir et des sciences accessoires. Louis XIII et
son ministre le cardinal de Richelieu, et avant lui,
Henri III, agréèrent l'hommage de Chartier, de
Duret, traducteurs d'Hippocrate ; les ducs de Lor-
raine s'associèrent à la gloire des lettres grecques,
en recevant la dédicace de Foës. Je n'ai pas besoin
de dire que Duret et Chartier, médecins hippo-
cratiques, furent spécialement distingués par leurs
augustes protecteurs. Serais-je le seul qui eût dû
moins heureusement solliciter la même faveur de
S. M. le roi de France? Je viens de prouver par
des exemples puisés dans les fastes de la science
médicale, que si j'ai eu le bonheur de dédier au
souverain, j'ai dû espérer aussi le même honneur
accordé aux médecins, mes prédécesseurs, qui
m'ont donné l'exemple dans la même carrière.

AVERTISSEMENT.

Tandis que l'on adopte aujourd'hui des théories diverses sur les principes fondamentaux de l'art de guérir, et que l'on agite des questions relatives au bonheur de la société et de l'humanité, il importe de rappeler les faits qui peuvent éclairer les points les plus litigieux de la science médicale. Si ceux qui doutent de la contagion prenaient la peine d'interroger les auteurs anciens, leur tâche serait beaucoup plus facile, et ils s'épargneraient même les dangers inséparables de leur dévouement généreux, en s'exposant personnellement à la contagion. Il importe de faire connaître la fausse sécurité, à laquelle on prétend condamner la génération actuelle, en négligeant la lecture et l'explication des textes des pères de la médecine. En effet, la contagion de la peste, qu'il n'est au pou-

voir de personne de nier, parce qu'elle a
eu pour témoin l'univers, qui en a été ra-
vagé à diverses époques, est maintenant
le sujet de nouvelles épreuves au jugement
des médecins, quoique sa dangereuse communication soit attestée des témoignages
historiques et des auteurs les plus dignes
de foi. La médecine suit assez toutes les
révolutions de la philosophie, suivant les
siècles ; c'est ainsi que l'on professe aujourd'hui tous les systèmes, sans croire à
aucun. Mais des événemens sinistres, tels
qu'une mortalité générale, qui s'étend
comme un voile funèbre sur le genre humain, ne sont pas de nature à s'oublier
aussi souvent, que des controverses et des
discussions orageuses élevées au sein des
académies.

Il est donc indispensable, pour ne pas
inventer témérairement de nouvelles théories, contraires aux vrais principes de l'art
de guérir, de recueillir d'abord les preuves
fondamentales fournies par les anciens
auteurs; mais comment y parvenir, si on
ne possède pas les connaissances néces-

saires pour en traduire fidèlement les textes? Frappé de cette nécessité, j'ai cru devoir traduire de nouveau le morceau sur la
peste, d'après le texte de Thucydide.
Galien, qui a disserté sur cet objet, s'est
emporté en quelque sorte contre la manière d'écrire du célèbre historien grec,
et l'a blâmé d'avoir, dit-il, cherché à exciter la pitié ou la terreur, à son gré, dans
l'âme de ses lecteurs, donnant à ses tableaux, des couleurs plus ou moins fac-
tices, au lieu de peindre d'après nature.
Gal. de diff. Respir. lib. secund. vol. VII,
in-8, p. 850, Lipsiæ, 1824. Il va même
jusqu'à censurer ceux qui, en parlant
d'Hippocrate, le comparent à Thucydide ;
ils ont sans doute voulu rendre témoignage
au grand talent de l'historien, plus qu'à
celui du médecin ; et c'est sous ce dernier
point de vue, que le célèbre Galien prend
la défense d'Hippocrate, en soutenant que
ses écrits sont absolument opposés à ceux
de l'historien grec. « *Existimant enim ve-*
teres, omnia quæ ægris contingunt, ipsum
conscribere, velut Thucydidem ; verum

res non ita habet, sed hoc ipsum, est in quo vel maximè contraria sunt Hippocratis et Thucydidis scripta. » Lorsque, dit le célèbre commentateur, celui-ci s'amuse à décrire des faits incomplets, ou inexacts, ou controuvés, ne vous semble-t-il pas avoir passé son temps à délirer ? « *Quando etiam quæ penitùs non sunt facta ægro, scribit, hoc ipsum insuper indicans, quod non sint facta; qui enim etiam ex factis plurima omittit, non videbitur in non factis tempus terens delirare ?* » Ce jugement est bien sévère, on peut même dire qu'il est peu conforme à l'idée que l'on a toujours eue de l'exactitude de Thucydide. Mais son jugement sur les médecins, qu'il taxe d'impuissance, dans son récit des accidens graves relatifs à la peste, dont il avait failli lui-même être victime, me semble ici un peu avoir excité une récrimination de la part de Galien. La vérité ne peut être mieux connue, qu'en reproduisant aux yeux du lecteur, la description même de ce terrible fléau. On verra en même temps, d'un coup d'œil rapide jeté sur cette description, l'art avec lequel les principaux traits de la contagion ont été saisis et représentés fidèlement. Les réflexions morales ne font qu'ajouter un nouvel intérêt au souvenir d'une si grande catastrophe, qui a affligé une ville célèbre, comme nous pouvons citer la peste de Marseille, de 1720. Cette funeste et effrayante mortalité prouve toujours par sa rapidité, la communication directe de miasmes délétères, répandus dans l'air ou exhalés des corps malades, devenus alors le foyer de l'infection ou de la contagion.

On refuse d'étudier les anciens auteurs; mais si on ouvre cette carrière à la génération actuelle, au lieu de la lui fermer, et si, par exemple, on veut ne pas déclasser les pères de la médecine, du rang élevé qu'ils ont toujours occupé dans la science médicale, il sera facile de s'apercevoir bientôt de la solidité des préceptes. Ainsi, les *Descriptions des maladies aiguës*, d'après Aretée de Cappadoce, sont d'une clarté et d'une concision admirables. Si enfin on consulte les *Traités de l'usage des parties* et *des administrations anatomiques* du célèbre Galien, le fruit de cette lecture sera assurément recueilli au centuple par les jeunes médecins, en retour du temps et de la persévérance qu'ils y auront apportés. Toutefois, s'ils interrogent les livres modernes, la seule idée qu'ils puissent se former de Galien, sera au contraire uniquement de considérer ce savant et très-habile médecin, comme systématique, et voilà tout. Or, le *Traité de l'usage des parties* en XI livres, tom. III, est un chef-d'œuvre de physiologie et un excellent abrégé d'anatomie comparée. Il en est de même du *Traité des administrations anatomiques* en IX livres, t. II, sans parler ici des autres ouvrages du célèbre médecin de Pergame, dont l'immense érudition surpasse tout ce que l'on peut s'imaginer en ce genre. Mais il faut lire aussi ses autres traités, non-seulement pour s'orner la mémoire des faits les plus remarquables, mais encore pour y puiser la connaissance précise des préceptes les plus importans en médecine; puis consulter alors les livres modernes; c'est là le conseil que je donne aux jeunes médecins. Je leur indique spécialement la lecture du discours d'Isocrate à Démonique sur la philosophie, et le discours de Galien intitulé : *Paraphrastae menodoti, adhortatio ad artes, addiscendas*, édit. Kuhn, Lipsiæ, 1821, in-8, *Græcè et latinè*, t. 1. Je dois recommander aussi aux étudians, le *Traité des devoirs* de Cicéron, nouvelle traduction française, avec le texte latin en regard; in-12, Paris, 1829, par mon excellent ami, M. E. Brosselard, savant jurisconsulte et chef du bureau des grâces, au ministère de la justice. Voilà l'éducation classique qu'il importe de ne point perdre de vue, pour former d'habiles médecins et de bons citoyens.

PESTE D'ATHÈNES,

TRADUITE EN FRANÇAIS

SUR

LE TEXTE DE THUCYDIDE.

———

Dès le commencement de l'été, les deux tiers des troupes du Péloponèse et des alliés, ayant à leur tête Archidamus, fils de Zeuxidamus, roi de Lacémone, firent brusquement irruption dans l'Attique comme précédemment; y campèrent et ravagèrent le pays. Peu de jours après cette invasion, la peste commença à régner parmi les Athéniens. Déjà plusieurs fois, dit-on, Lemnos en avait été frappée ainsi que d'autres lieux; mais nulle part, de mémoire d'homme, on n'avait vu une telle contagion et une mortalité si terrible. Car, ni les médecins qui essayèrent d'abord d'y remédier, n'y purent rien connaître, en étant victimes eux-mêmes d'autant plus facilement, qu'ils approchaient de plus près les malades; ni aucune industrie humaine n'y fut efficace, soit que l'on s'adressât aux dieux ou aux devins, soit que l'on suivît d'autres usages, tout était stérile; on finit par y renoncer vaincu par la force du mal.

Il commença, dit-on, à se transmettre de l'Ethiopie aux contrées situées au-dessus de l'Egypte, puis ravagea ce pays et se glissa dans la Lybie, en se communiquant à toute l'étendue de terre, soumise à la domination du roi. Ensuite, le fléau tomba à l'improviste sur la ville d'Athènes et atteignit incontinent tous les habitans du Pyrée ; en sorte que le bruit courut d'abord, que les Péloponésiens avaient répandu du poison dans l'eau des puits, car il n'y avait pas encore de fontaines dans ce quartier. Il gagna insensiblement la ville haute, et déjà il faisait périr beaucoup plus de monde. Que chacun donc en raisonne soit comme médecin, soit comme particulier, relativement aux causes qui ont pu produire un si grand changement ; pour moi, je dirai ce qui est, de manière que chacun, instruit d'avance, ne puisse méconnaître la maladie d'après mon récit, en ayant moi-même été atteint, et témoin de ce que les autres en ont souffert, je dirai ce que j'ai vu. Il n'y eut d'abord, comme l'on dit, point d'année plus salubre et où il régna moins de maladies, à l'exception de celle-ci ; et si quelqu'un avait déjà quelque indisposition, tout de suite tout tendait à cette conversion subite.

Quant aux autres personnes qui y étaient sujettes en bonne santé, elle débutait tout à coup sans cause connue par de fortes chaleurs de tête, avec rougeur et inflammation des yeux. La langue et l'intérieur de la gorge étaient rouges comme du sang, l'haleine fétide et la respiration irrégulière.

Survenaient ensuite l'enrouement et l'éternuement, et le mal se glissant en peu d'instans dans la poitrine (*le thorax*), provoquait aussitôt douloureusement la toux; ensuite, il excitait de vifs soulèvemens de l'estomac, suivis de toutes les espèces d'évacuations bilieuses désignées par les médecins; et cela avec une grande fatigue accompagnée d'un hoquet fréquent, opiniâtre et spasmodique, sans presque aucune intermission, ou se répétant seulement à de longs intervalles. La chaleur extérieure du corps soumise au tact, ne paraissait pas plus grande : la couleur de la peau n'était point verdâtre, mais rouge un peu livide, avec de petites phlyctènes et de petits exanthèmes ulcérés. Les parties internes étaient dévorées d'un feu brûlant, tandis qu'extérieurement les plus légers vêtemens et le simple contact des couvertures, étaient insupportables. Les malades continuellement nus, couraient se jeter avec délices dans l'eau froide, et un grand nombre de ceux qui avaient été délaissés, consumés par une soif inextinguible, se précipitèrent dans les puits. Dans des cas semblables, leur avidité de se désaltérer était plus ou moins grande; une agitation extrême et l'insomnie la plus opiniâtre les accablaient sans relâche. Toutefois, pendant tout ce temps et jusqu'à ce que la maladie fût parvenue à son apogée, la maigreur ne paraissait pas extraordinaire, et le corps résistait contre tout espoir à ce long travail, quoique consumé intérieurement d'une chaleur dévorante ; la mort arrivait seulement le septième ou neuvième jour ; ou, s'il résistait en conservant un reste de forces et parvenait à triompher de la maladie, celle-ci gagnant insensiblement le ventre, y donnait lieu à de vives ulcérations, accompagnées de diarrhée, avec des déjections de bile pure. La plupart mouraient ensuite faibles et exténués. Tout se passa ainsi dès l'origine du mal, qui commmençait par les parties supérieurs et se fixait d'abord à la tête ; et s'il arrivait que l'on survécut à ses graves atteintes, les suites en étaient encore plus déplorables ; car il se jetait sur les extrémités, les envahissait ainsi que les parties naturelles et les pieds et les mains. Plusieurs ne réchappèrent qu'en en étant privés ; d'autres perdirent les yeux et quelques-uns la mémoire ; au point de ne plus se connaître eux-mêmes, ni leurs proches.

L'espèce particulière de cette maladie, qui surpasse généralement toute description, se montra plus forte que la nature de l'homme ne le permet ordinairement dans les autres affections. En effet, on fit cette remarque sur les oiseaux et les quadrupèdes, que s'ils approchaient des corps restés sans sépulture ou s'ils en goûtaient, ils tombaient morts. Le signe le plus apparent fut surtout leur entière destructiou, de manière que l'on n'en voyait plus du tout, ni là, ni aux environs. Mais on le remarqua bien mieux par la disparition presque complète de l'espèce canine, multipliée surtout près de l'homme; car elle s'éteignit, dis-je, tout à coup.

Telle était l'espèce particulière de cette maladie; malgré ses irrégularités suivant les su'ets et les divers tempéramens; aucune autre affection, pour ainsi dire, ne fut nuisible pendant cette épidémie, tandis que toutes les maladies s'y convertissaient et en prenaient les caractères. Les uns mouraient par défaut de soins, et les autres étant bien soignés; et il ne se trouva, pour ainsi dire, aucun remède dont l'expérience eût confirmé l'usage favorable; car ce qui était utile quelquefois devenait ensuite nuisible. Les malades ne paraissaient pas d'ailleurs devoir résister à de si grands maux, soit par excès de force soit par faiblesse; la peste enlevait tout, même ceux qui étaient traités suivant toutes les règles du régime.

Mais le plus terrible de tous les maux fut surtout le découragement. Lorsque quelqu'un se sentait attaqué, aussitôt le désespoir s'en emparait; la plupart n'y résistèrent point; mais privés ainsi de secours mutuels par la crainte de la mort, ils périssaient en grand nombre, comme de vils troupeaux.

Voici encore le grand mal que produisit cette funeste contagion; car beaucoup de sujets vaincus par la crainte, refusaient de s'entr'aider, périssaient dans leurs maisons désertes, dénués de secours. Mais ceux qui y entraient y mouraient, surtout ceux dont le courage avait le plus changé ces dispositions ; car, rougissant d'eux-mêmes, ils visitaient enfin leurs amis. Toutefois les gens de la maison, ne pouvant eux-mêmes résister aux lamentations des mourans et subjugués par la violence du mal, finissaient par s'éloigner. Mais ceux qui avaient échappé à la mort, touchés de compassion, prenaient encore soin des mourans par l'espérance qu'ils avaient de survivre ; se trouvant ainsi dans une parfaite sécurité sur leur propre vie, car on n'était pas attaqué deux fois de la même maladie. Les autres les mettaient au rang des bienheureux, d'avoir échappé à un si grand péril, les croyant à l'avenir à l'abri de toute autre maladie.

L'affluence des gens de la campagne, qui refluèrent vers la ville, vint aggraver tous ces maux ; et les nouveau-venus en étaient les premières victimes, car les maisons ne leur suffisant plus, et ceux-ci obligés de vivre renfermés dans des cahutes étouffées, périssaient confusément, les mourans entassés sur les morts. D'autres, à demi morts, se traînaient dans les chemins, vers les fontaines, dévorés par l'envie de s'y désaltérer.

Les temples où quelques-uns se réfugièrent, se remplirent ainsi de corps morts, dont ils restèrent encombrés ; car les hommes accablés de leurs maux, ne sachant plus que devenir, avaient la même indifférence pour les choses sacrées et pro-

fanes. Les lois étaient sans force pour la sépulture
que l'on respectait auparavant ; chacun y pcurvoyait
comme il pouvait, de sorte que beaucoup de
gens privés des choses nécessaires, n'en faisaient
plus aucun cas, vu la quantité prodigieuse de personnes mortes coup sur coup, en leur présence.
Chacun prévenait même ce moment, en s'emparant d'un bûcher étranger, et y allant déposer son
mort, puis s'en retournait froidement chez soi.

La peste introduisit d'ailleurs dans cette malheu-
reuse cité, la transgression des lois ; car il était
alors bien plus facile, en étant témoin de ceux qui
mouraient tout à coup et des promptes vicissitudes
de la fortune, à la vue de riches héritiers naguère
décédés et de leurs successeurs moissonnés presque aussitôt ; il était, dis-je, bien plus facile de
s'abandonner à ses désirs et de se vouer à des plaisirs outrés, dont on se fût abstenu dans d'autres
circonstances : une prompte jouissance rendant
tout usage permis des biens illicites de la vie,
aussi éphémère que la fragilité de cette jouissance
du moment qui l'emportait sur toute autre pensée.
Personne ne croyait plus devoir prendre soin de
travailler par amour du bien ou à se vouer à des actes
de vertu, n'étant pas certain de mourir auparavant;
mais ce qui paraissait tout de suite rapporter du plaisir ou une jouissance quelconque, voilà ce que l'on
regardait comme utile et honnête. Tout était violé;
on n'observait plus les lois, le respect des dieux,

la crainte des hommes; les motifs de voir peser dans
l'exacte balance de la justice, les fautes et les châ‑
timens, jusqu'à l'espoir de recevoir le prix de la
vertu, tout était oublié. Rien ne touchait plus des
hommes qui comptaient moins sur l'avenir que sur
le moment présent; chacun ne s'inquiétant plus
des actions bonnes ou mauvaises, et ne faisant plus
aucune distinction entre le bien et le mal. Voilà
les terribles maux qui pesèrent sur les Athéniens
dans leurs revers : ils voyaient leurs citoyens succomber sous les coups d'un fléau terrible au-de-
dans de leurs murs, et leurs campagnes ravagées
par le fer ennemi. On se ressouvint, alors comme
il arrive dans de telles circonstances, de cette prédiction que les vieillards disaient avoir entendu
chanter autrefois :

Athènes un jour verra, dans ses champs malheureux,
Entrer les Doriens et la peste en ces lieux.

Comme dans la langue grecque, le mot qui signifie
la peste, et celui qui signifie la famine, diffèrent
très-peu dans la prononciation, on disputa sur le
fléau dont on était menacé. Mais dans le temps
même de la contagion, on dut croire que c'était la
peste dont l'oracle avait fait mention; car les hommes adaptent leur souvenir aux maux qu'ils ont
éprouvés, et s'il survient un jour une nouvelle

guerre de Doriens et qu'il arrive une famine, on appliquera la prédiction à la famine.

J'avais traduit ce morceau, il y a fort long-temps, au cours de langue grecque de l'habile professeur dont je suivais alors les leçons au Collége royal de France (*voy.* les *Extraits de Thucydide*, in-8° p. 58, Paris, 1807). Tandis que j'écris ces lignes, j'ai la douleur de voir mon maître et mon ami dangereusement malade d'un vomissement de sang ; les amis des lettres grecques partageront toute la peine que je ressens : puissé-je par les soins de l'amitié et le concours de mes savans collègues, conserver les jours précieux de ce maître érudit !

PESTE DÉCRITE PAR HIPPOCRATE.

Hippocrate ne parle pas comme Thucydide : il trace, comme médecin, la constitution de l'année qui a régné avec une température chaude et humide et les vents du midi. Il démontre ainsi les rapports qui existent entre les humeurs dominantes, savoir : la bile jaune et noire, et la chaleur atmosphérique, qui exalte particulièrement l'acrimonie de cette humeur.

Notre célèbre auteur, au lieu de se fixer à aucun bruit populaire, fait connaître la constitution de l'année qui a précédé la peste qu'il a observée, laquelle paraît avoir eu de grands rapports avec celle décrite par Thucydide; mais, comme l'observe Fabien Paulin (1), celle-ci ne doit être qu'une suite de la grande peste d'Athènes. Il me semble d'ailleurs que Galien, en citant Thucydide, a bien mal apprécié le talent de l'historien, en disant qu'il avait voulu exciter artificiellement la terreur ou la pitié dans l'âme de ses lecteurs; car, c'est ici précisément le cachet du talent de l'historien grec.

« L'année, constamment dominée par les vents méridionaux, fut très-pluvieuse et l'air toujours calme. Après de grandes sécheresses qui avaient précédé l'année, vers le lever d'arcture, les vents du midi régnèrent de nouveau avec de grandes pluies. Durant l'automne, le ciel fut couvert et nébuleux, il tomba beaucoup de pluie. L'hiver fut doux, humide et soufflé par les vents du midi. Long-temps après le solstice, et aux approches de l'équinoxe, le froid quoique tardif, fut très-âpre; les vents du nord se levèrent, il tomba de la neige, mais cela dura peu. Au printemps, les vents furent méridionaux et l'air calme. Il plut beaucoup et constam-

---

(1) *Vid. Prælectiones, sive Commentaria in Thucyd. Historiam, seu narrationem de peste Atheniensium, ex ore Fabii Paulini, utin. philos. medici. Venetiis,* 1603; **apud Juntas.**

ruent jusqu'à la canicule. L'été fut serein et chaud,
il y eut des châleurs étouffantes. Les vents étésiens
soufflèrent peu et par intervalles. Les pluies re-
commencèrent vers le lever d'arcture par des vents
du nord. Comme cette année fut chaude, humide,
très-douce et dominée par les vents méridionaux,
il n'y eut près que point de maladies en hiver, ex-
cepté les phthisies, etc.

« Mais avant le printemps et lorsque les froids
commencèrent, il y eut beaucoup d'érysipèles, les
uns occasionés par quelques accidens, et les autres
sans cause apparente. Ils étaient de mauvais caractère et funestes au plus grand nombre : les maux
de gorge furent fréquens; il y eut des enrouemens,
des fièvres ardentes, des phrénésies, des aphthes
de la bouche, des tumeurs aux parties génitales,
des ophtalmies, des anthrax et des flux de ventre.
Il périt beaucoup de monde. »

Mais jusque-là, rien n'annonce une seule et
même affection; on en voit au contraire ici de plusieurs espèces : voici ce qui donne la plus
grande ressemblance de la maladie observée par
Hippocrate, avec la peste décrite par Thucydide.
Tout annonce dans le premier cas une épidémie, et dans le second une contagion; ce qu'il
rapporte surtout de faire observer ainsi qu'il suit :
« Souvent il survenait, dit Hippocrate, des érysipèles occasionés par des accidens légers, tels que
de très-petites blessures à la tête, pour peu qu'on le

négligeât; ils avaient lieu surtout , chez les sexa-
génaires ; plusieurs dans le traitement devinre[nt]
sujets à de grandes inflammations , et l'érysip[èle]
dévorait en peu d'instans tout ce qu'il touchait.
en résultait , pour l'ordinaire , des abcès suivis [de]
grandes suppurations , qui consumaient les chai[rs]
et les nerfs, et qui entraînaient la chute des o[s].
L'humeur amassée ne ressemblait pas au pu[s],
mais à une sanie putride très-variée qui coulait [à]
flots. Ceux dont l'érysipèle se jetait sur la tête,
perdaient la barbe et les cheveux. Les os se dénu-
daient et se détachaient avec un flux abondant d[e]
matières : tantôt il y avait de la fièvre, tantôt il n'[en]
en avait pas. Ces maux étaient généralement pl[us]
effrayans que funestes. Ceux dont les abcès pa[r]
vinrent à une coction louable, échappèrent généralement, mais ceux dont l'inflammation et l'érysipèle venaient à disparaître , périssaient pour l'ordinaire. Il en était de même, quelle que fût la parti[e]
du corps sur laquelle s'était porté l'érysipèle. Plusieurs perdirent le bras et l'avant-bras : les un[s]
avaient tout le côté attaqué , tantôt la partie antérieure, tantôt la partie postérieure; quelques-un[s]
eurent toute la cuisse et d'autres toute la jambe e[t]
tout le pied à découvert. Mais le pire était lorsqu[e]
l'érysipèle attaquait le pubis et les parties génitales.
Dans tous ces différens cas, les abcès qui suppuraient, ou le flux de ventre, ou des urines louable[s]
mettaient les malades hors de danger; mais lors[que]

que rien de cela n'arrivait, et que l'érysipèle disparaissait sans cause, la mort était certaine. » C'est surtout alors que la lividité des ongles, des doigts,
des pieds et des mains étaient des présages de
mort ; ainsi que les oreilles froides, transparentes,
contractées, les lèvres paralysées, renversées ;
comme on pourrait en citer des exemples, dans une
foule d'observations particulières.

La constitution pestilentielle tracée par Hippocrate, ne me paraît pas avoir été essentiellement
aussi contagieuse que la peste décrite par Thucydide ; mais, les accidens de gangrène et de sphacèle sont ici les mêmes. Les fièvres adynamiques et
ataxiques (putrides et malignes), dont notre célèbre maître a cité plusieurs exemples à la fin de ses
Constitutions épidémiques, 1er et IIIe livres, sont
très-bien décrites. Les ravages de ces maladies
contagieuses engendrées par les mêmes causes,
viennent des épidémies à la suite des armées, ou
des grandes réunions d'hommes souvent privés
du nécessaire, qui succombent sous le poids des fatigues excessives. C'est enfin au temps des secondes
guerres du Péloponèse, qu'il faut rapporter la
peste décrite par Hippocrate.

Il faut savoir d'ailleurs que la Grèce, pays autrefois célèbre, est située entre le 43e et le 37e degré
de latitude, à peu près à l'état moyen de la tempe-
rature générale de l'hémisphère septentrional ;

que la surface de son sol est coupée de montagnes
fort rapprochées les unes des autres ; que par une
raison qu'on ne s'est pas encore donné la peine de
chercher, presque toutes les villes de la Grèce sont
assises sur la croupe des montagnes, et qu'Hippocrate, qui avait voyagé dans toutes les villes de son
pays pour observer tous les faits qu'il rapporte,
présente encore ces villes placées comme dans une
baie ; de manière qu'à tel point du compas qu'elles
couvrent, elles ne sont accessibles qu'à un très
petit nombre de vents et à un mode assez borné
de chaleur et de lumière de la part du soleil ; étant
toujours à couvert de leur influence par les trois
quarts du cercle au moins. Il résulte donc que si
l'on voulait s'en servir comme moyen de comparaison, et qu'on voulût trouver un point étendu
et complet entre toutes les circonstances ou la
plupart d'entre elles, on ne pourrait bien trouver
que la Grèce à comparer à elle-même, ou seulement à quelques parties de l'Italie et de l'Espagne
placées dans la même latitude, et à peu près de
même configuration. Car, pour comparer utilement des expositions locales, il faut avoir égard
aux différences de latitude et de longitude, et à ce
que les autres circonstances soient à peu près
pareilles.

Voici, disons-le une fois pour toutes, d'après
Hippocrate, un modèle unique de description d'une
fièvre putride, adynamique choisie dans une série de

maladies contagieuses qui se compliquent souvent
avec le tiphus ou fièvre maligne ou ataxique des armées, des camps, des prisons. L'exactitude, la clarté,
la concision du style, sont imités autant que possible dans la traduction. On y reconnaît facilement,
avec un peu d'habitude des maladies, que les
symptômes tendent ici tous, depuis le commencement jusqu'à la fin, à une catastrophe funeste,
quels que soient les moyens thérapeutiques mis
en usage, pour triompher de la violence du mal.
C'est pourquoi le père de la médecine me paraît
avoir omis, à dessein, toute prescription quelconque, pour ne point nuire à la régularité et à
la simplicité vraiment admirables de son récit.
Il représente, comme en miniature, dans cette
seule observation (qui est ici pour le lecteur
un miroir fidèle des symptômes de la maladie),
les principaux traits de l'épidémie, qui font juger du caractère particulier de la contagion, par
a réunion de plusieurs fièvres essentielles.

Malade deuxième. *Epidém.*, liv. 1.

Silène, voisin des fils d'Eualcide, qui habitait
près de la plate-forme, est attaqué de fièvre à la
suite de fatigue, d'excès dans la boisson et d'exer-
cices pris hors de saison. Dès le commencement,
douleurs aux lombes, pesanteur de tête et tension
au cou. Le premier jour, déjections très-copieuses,

de bile pure, très-colorées et écumeuses; uri[ne]
noire avec énéorèmes de la même nature; so[if]
langue sèche; la nuit insomnie. Le deuxième jou[r]
fièvre aiguë, déjections encore plus abondante[s]
ténues et écumeuses; urine noire, nuit pénible[,]
léger délire. Le troisième, exacerbation des sy[mp]
tômes; tension de l'hypochondre des deux cô[tés]
jusqu'à l'ombilic, sans dureté extérieure; déjecti[ons]
ténues, noirâtres; urine trouble, de la même c[ou]
leur; pendant la nuit, insomnie, grande loquacit[é,]
rire, chant, violent délire. Le quatrième, mêm[e]
état. Le cinquième, déjections bilieuses, sans m[é]
lange, polies, grasses; urine ténue, limpide; [un]
peu de connaissance. Le sixième, petite sueur a[u]
tour de la tête, extrémités froides et livides; vi[o]
lente agitation; suppression de l'urine et des sell[es,]
fièvre aiguë. Le septième, aphonie; absence d[e]
chaleur aux extrémités; point d'urine. Le hu[i]
tième, sueur froide générale, avec éruption d'exan[-]
thèmes rouges sphériques, semblables aux varice[s,]
et qui se maintenaient sans suppuration; après une
légère irritation du ventre, déjection très-pénible
d'excrémens ténus, comme de matières tout-à-fait
crues; urine mordicante, accompagnée de douleurs; un peu de chaleur aux extrémités; lége[r]
sommeil suivi d'assoupissement comateux; aphonie; urine ténue, limpide. Le neuvième, même[s]
symptômes. Le dixième, interruption de la boisson, alternatives de sommeil et d'assoupissement;

èmes déjections; urine copieuse, épaisse, avec un sédiment blanchâtre furfuracé; de nouveau froid des extrémités. Le onzième, mort. Depuis le commencement, la respiration fut toujours rare et développée, avec palpitation continuelle de l'hypochondre. Le malade était âgé d'environ vingt ans.

On peut faire ici immédiatement l'application de tous les aphorismes relatifs aux fièvres aiguës; puis du *Traité du prognostic et du régime* dans les maladies aiguës, de même des *Pronostics de Cos*; et du premier livre *des maladies*, *des Affections internes*. C'est là ce corps de doctrine médicale que les novateurs ne pourront jamais effacer des lois de la médecine; ou bien la science ne serait plus qu'un absurde assemblage d'opinions, de divagations et de systèmes.

VOICI UN AUTRE EXEMPLE DE DESCRIPTION MODÈLE D'UNE FIÈVRE ADYNAMIQUE, MOINS COMPLIQUÉE. *Epidém*. l. III. MALAD. 14e. trad. franç., p. 274.

UNE femme qui demeurait à Cyzique, après un accouchement laborieux de jumeaux, avec difficulté des lochies, est prise d'une fièvre aiguë, accompagnée de frisson avec douleur gravative de la tête et du cou. Dès le commencement, insomnie et taciturnité; caractère aigre qu'on ne pouvait réprimer. Urine ténue, décolorée; violente altéra-

tion, dégoût ; alternativement, trouble du ventre
et constipation à des époques variables. Le sixième
jour, vers la nuit, beaucoup de déraisonnemens ,
insomnie. Le onzième, délire furieux, suivi d'intervalles lucides ; urine noire, ténue, huileuse, et
quelquefois suppression complète ; déjections copieuses, ténues, accompagnées de trouble. Le
quatorzième, convulsions très-fréquentes, froid
des extrémités, délire continuel, suppression d'u-
rine. Le treizième, aphonie. Le dix-septième,
mort. Il y avait eu frénésie.

Ce que l'on ne veut pas comprendre aujourd'hui,
c'est qu'il y aurait un million de plus d'observations, écrites ou à transcrire pour exprimer les
caractères de la fièvre maligne et putride, qu'il n'y
aurait pas un caractère de plus, pour avoir une
connaissance exacte et parfaite de la maladie
régnante. Or, ce titre de père de la médecine,
que l'on veut contester à notre célèbre maître, à
qui appartient-il de préférence ?

J'ai inséré ici ces deux modèles d'observations
pour désabuser ceux qui ne veulent pas étudier
les maladies d'après Hippocrate ; et en même
temps, pour joindre le plus utilement possible
l'exemple au précepte.

J'ai choisi ces deux exemples des deux genres
de maladies les plus graves, comme devant plus
particulièrement fixer l'attention des médecins érudits, pour leur faire repousser les incroyables pré-

tentions des sophistes, qui veulent considérer comme des symptômes de gastrite ou gastro-enté-rite, des fièvres *essentielles* ; tandis qu'il n'y a dans les deux observations précédentes aucun signe qui ait le moindre rapport à l'inflammation de l'esto-mac ou des intestins. En un mot, la nouvelle doc-trine sur la gastrite et gastro-entérite est comprise uniquement dans les sentences 65 et 66, sect. IV, parmi les 422 aphorismes, qui forment le recueil complet des préceptes du divin vieillard. Que l'on juge de la bonne foi et surtout de la profonde éru-dition des hommes qui ont voulu nous anathémi-ser, pour affrivoler à la mode de leurs systèmes, les jeunes médecins sans expérience, et les abuser ainsi sur les bases de la vraie science médicale.

RÉFLEXIONS SUR LES FIÈVRES PUTRIDES ET MALIGNES, CONSIDÉRÉES COMME DES MALADIES ESSENTIELLES ET CONTAGIEUSES.

MAIS Bordeu, qui n'était pas partisan de *Pinel* (*Recherches sur le Pouls, par rapport aux crises,* 2 vol. in-12, Paris, 1768, tom. 1, pag. 322), a dit au sujet des fièvres malignes contagieuses : « Ceux qui, dans l'examen des causes des maladies graves, ne s'attachent qu'à considérer l'état du cerveau, trouvent ici de quoi appuyer leur opinion ; l'as-soupissement, le délire, le saignement de nez, l'engorgement des vaisseaux et le sang extravasé trouvé à l'ouverture des cadavres, leur fournissent des argumens qui ne sont pas peu spécieux. Mais un homme qui vient de recevoir un coup à la tête, ou dans lequel le cerveau est blessé ou comprimé, non plus qu'un épileptique ou un maniaque, n'a pas une fièvre maligne; il y a dans cette fièvre autre chose qu'une affection du cerveau.

» La tension du ventre et de la région épigastrique, l'inertie ou les mouvemens irréguliers, l'extrême sensibilité des entrailles, les vomissemens, les dévoiemens, symptômes presque inséparables de la fièvre maligne, prouvent sans doute l'affection des premières voies; il y a pourtant autre chose que cette affection. Un malade qui a une inflammation du ventre, une colique bilieuse ou convulsive, un cholera-morbus, n'a pas pour cela une fièvre maligne. Il faut en dire autant des affections de la poitrine : les maux de gorge, les convulsions du diaphragme, l'irrégularité et la difficulté de la respiration, tout manifeste l'embarras de la respiration dans la fièvre maligne ; mais cette fièvre n'existe pas dans une simple fluxion de poitrine.

» Ceux qui regardent les dérangemens de la transpiration et les affections de la peau comme les causes de presque toutes les maladies, peuvent aussi appuyer leur système, de l'histoire de la fièvre maligne : la sécheresse et la chaleur brûlante de la peau, les sueurs irrégulières, les éruptions de toutes les espèces, les dispositions érysipélateuses et même œdémateuses, qui sont autant de symptômes de cette fièvre, démontrent les embarras de tout l'organe cutané ; mais cette partie peut être affectée de plusieurs de ces accidens, sans que cela suppose une fièvre maligne. Il est évident que le système des humoristes n'est nulle part, aussi spécieusement appliqué que dans l'exploration de plusieurs des symptômes de cette fièvre ; la dissolution du sang, sa coagulation, ses vicieux mélanges sont une suite nécessaire de la suspension des secrétions. La matière de la transpiration, la bile, l'urine retenues dans le sang de ceux qui ont la fièvre maligne, ne peuvent qu'altérer et décomposer les liqueurs et donner lieu à tous les vices dont elles sont susceptibles. Cependant les maladies qui paraissent le plus dépendre de ces différens vices des liqueurs, telles que la jaunisse, les hydropisies, les reflux d'humeurs viciées, ne sont point des fièvres malignes, non plus que les cachexies ordinaires.

« C'est donc avec raison que la fièvre maligne doit être regardée comme le fonds de plusieurs maladies jointes ensemble : un malade attaqué de cette fièvre bien caractérisée a, tout à la fois, le cerveau embarrassé, les nerfs pris, les humeurs altérées, mal combinées. Il a toutes les espèces d'embarras qui peuvent être les causes de plusieurs maladies du ventre, de la poitrine, de la tête et des autres parties ; il est, pour ainsi dire, dans l'état qui pourrait constituer un scorbut aigu; tous les emonctoires sont étranglés, tous les vaisseaux sont également engorgés.

» Aussi, l'ouverture des personnes (on faisait donc autrefois l'autopsie, comme c'était l'usage pour la clinique de feu Corvisart) mortes d'une fièvre maligne, démontre-t-elle que tous les viscères sont echymosés, meurtris, prêts à entrer en putréfaction, semblables aux chairs d'un animal qui a été forcé par la course; aussi la fièvre maligne bien caractérisée n'est-elle souvent, si on peut le dire, qu'une agonie allongée; c'est un renversement presque total de l'économie animale; une sorte de délire de la nature, et le plus dangereux écueil de l'art. »

Aujourd'hui, il n'y aurait rien de plus simple que le traitement (des sangsues à l'épigastre et l'eau de gomme, les boissons émollientes; c'est au moins un beau rêve). Mais voici ce qu'ajoute Bordeu : la théorie perturbatrice de Chirac, Botal, Sylva, Hecquet, était alors en vogue; on ne craignait pas de verser le sang par torrent, au point de ne pouvoir plus s'arrêter dans cette carrière systématique.

« L'inflammation dont on fait souvent l'objet principal du traitement dans la fièvre maligne, ne paraît pas à beaucoup près aussi à craindre que d'autres symptômes de cette maladie; il est vrai qu'elle s'y trouve quelquefois jointe; mais une fièvre inflammatoire ou ardente est bien distincte de la fièvre maligne : peut-être même l'inflammation est-elle une sorte de ressource dans la fièvre maligne, soit qu'il y ait un engorgement suppuratoire fixé dans un lieu particulier, soit que l'inflammation soit générale, ou dans les vaisseaux sanguins. (Aujourd'hui l'on veut que ce soit uniquement dans les membranes des viscères et particulièrement de l'estomac et des intestins). C'est par son moyen que la nature et l'art viennent quelquefois à bout de cette cruelle maladie. »

Or, faut-il conclure de tout ceci, que tous les médecins se sont trompés en raisonnant ainsi, et que 25 ou 30 sangsues de plus ou de moins sur la région épigastrique, feront renoncer de bonne foi aux réflexions sages qui viennent d'être exposées par un médecin sage et éclairé, tel que Bordeu? Je ne le crois pas! Il est facile maintenant de décider entre M. Pinel, qui a mis en pratique ces réflexions dans son excellent *Traité de Nosographie*, 3ᵉ édit., Paris, 1813, et M. B., qui ne veut pas qu'il ait existé jamais de fièvre maligne !

S'il ne s'agissait que de disputes de mots et non de faits qui intéressent la science et l'humanité, il faudrait peu s'en inquiéter, et répéter ici cet adage si connu : *Grammatici certant, adhuc sub judice lis est.*

Mais il n'en est pas ainsi : tout se passe autrement en médecine ; il y a des essais plus ou moins hardis, de nouveaux remèdes plus ou moins violens et de nouvelles méthodes perturbatrices, se distinguent de toutes les précédentes dans la pratique médicale, avant même que l'on se soit aperçu de l'erreur dans la théorie.

Les journaux anglais, dit le *Journal universel des Sciences médicales*, année 1816, p. 167, font mention de maladies épidémiques et contagieuses. Celles dont il est question, sont la fièvre jaune qui a régné en 1811 en Espagne ainsi qu'aux Canaries, et la peste qui a exercé ses ravages en Turquie, à Smyrne et à Odessa. Il est fait mention aussi dans cet article, d'une fièvre pestilentielle qui, en 1811, s'est manifestée aux Grandes-Indes, vers les districts de Madura et de Paliacosta, au sud de Madras. Cette maladie, sur la nature de laquelle on n'avait pas eu de renseignemens positifs, paraît avoir été des plus meurtrières. On traversait un grand nombre de villages, sans y rencontrer un seul habitant. On trouvait des squelettes humains, dans les rues et dans les champs. Cette épidémie a, dit-on, moissonné 80,000 personnes. (Voyez aussi le *Bulletin universel des Sciences médicales*, années 1824 et 1825, in-8°, six volumes.) Cet excellent recueil, rédigé par une société de médecins, a été publié sous la direction de M. le baron de Ferussac, maintenant rédacteur principal du *Bulletin universel, scientifique et littéraire*, dédié à S. A. R. Monseigneur le dauphin. Le premier ouvrage contient a une foule de faits importans sur la contagion de la fièvre jaune et de la peste, et aussi des exceptions particulières de non-contagion. La fièvre jaune, par exemple, présente alors les mêmes caractères que les rémittentes ataxiques épidémiques, mais des exceptions ne font pas loi : si la fièvre jaune, dans quelques cas, n'est pas contagieuse, elle l'est le plus souvent à un degré aussi dangereux que la peste.

Il y a eu depuis cette époque, la fièvre jaune à Barcelone ; et tout récemment la même maladie à Gibraltar, et des fièvres contagieuses en Morée ; enfin, la contagion, dès l'origine du monde, se transmet comme un fléau inhérent à la nature de l'homme et à toutes les générations du globe. Ce n'est donc que par les plus sages précautions à prendre sur les dangers de la contagion, qu'il est possible de diminuer les causes de mortalité, de la peste et des épidémies, et non autrement.

APHORISME OMIS.

Aph. 18, SECT. VII.

L'insomnie, suivie de convulsion ou de délire, est redoutable.

COMMENTAIRE.

Si nous consultons les observations à la suite des constitutions épidémiques tracées par le père de la médecine, il nous sera facile de saisir la pensée de l'auteur ; car il ne faudrait pas conclure de la présence d'une insomnie accidentelle, que la maladie sera mortelle. Il en serait de même de légères convulsions dans les fièvres, où l'insomnie et des spasmes partiels se manifestent souvent avec soubresauts des tendons, sensibles surtout au poignet, tandis que l'on explore le pouls. On doit donc, d'après ce seul signe, s'il y a déjà insomnie, prédire une maladie grave. C'est en effet ainsi que s'annoncent, dès les premiers jours, les fièvres adynamiques et ataxiques, putrides et malignes. Si le même phénomène apparaît dans les fièvres bilieuses d'été, aussi, avec insomnie opiniâtre, c'est un mauvais présage, et une tendance prochaine au délire, à la phrénésie et à la mort. Citons d'abord un exemple d'une maladie aiguë ou phlegmasie mortelle, où l'insomnie s'est continuée depuis le commencement jusqu'à la fin.

INFLAMMATION DU FOIE.

« Un homme, ayant bien chaud, soupa et but amplement; il vomit pendant la nuit tout ce qu'il avait pris; alors fièvre aiguë, douleur à l'hypochondre droit avec inflammation interne, sans dureté extérieure; nuit mauvaise : dès le principe, urine épaisse, rougeâtre, sans sédiment, langue sèche et soif légère. Le quatrième jour, fièvre aiguë, douleurs universelles. Le cinquième, urine grasse, huileuse, très-abondante, fièvre toujours intense. Le sixième, vers le soir, délire; la nuit, insomnie. Le septième, redoublement général, urine de la même nature, loquacité qu'on ne pouvait contenir. Après une irritation du ventre, déjections alvines liquides, troubles, mêlées de vers; *nuit laborieuse comme les précédentes.* Le huitième jour au matin, frisson suivi de fièvre aiguë et d'une sueur chaude, puis cessation apparente de la fiè-

21*

vre, sommeil léger; au réveil, sentiment de froid,
expectoration d'une matière limpide; vers le soir,
délire considérable; peu après, vomissement en
petite quantité de matières noires bilieuses. Le neuvième, refroidissement, violent délire, insomnie.
Le dixième, douleur aux jambes, délire, augmen-
tation des accidens. Le onzième, mort. » (Liv. 1er,
Des Épidémies, Mal. 12e.)

Y a-t-il une description plus exacte d'esquinancie que celle-ci : « Une femme, chez Aristion, est
attaquée de cynanche (mal de gorge avec danger
de suffocation) qui commença par la langue avec
rougeur, sécheresse de cet organe et extinction de
la voix. Le premier jour, frisson, chaleur fébrile.
Le troisième, frisson violent, fièvre aiguë, une
tumeur se manifesta au cou avec dureté et rougeur, s'étendant des deux côtés jusqu'à la partie
supérieure de la poitrine, extrémités froides et livides, respiration haute ou sublime, gêne excessive de la déglutition, qui force les boissons à se faire
passage par le nez, suppression des urines et des
selles. Le quatrième, exaspération de tous les symptômes. Le cinquième, mort. *Esquinancie inflammatoire*. (Épidém·, liv. III, Mal. 7e.)

Les ventouses scarifiées à la nuque, la saignée du
bras réitérée, les synapismes aux cuisses, le vésicatoire au cou, les purgatifs auraient-ils suffi pour
faire avorter une si dangereuse maladie? Je pense

que c'était là le traitement à suivre, et j'ai vu quelques malades succomber pour n'avoir pas été saignés à temps, ou parce que la saignée par les
sangsues n'avait pas été assez tôt employée, avec
des cataplasmes émolliens sur la tumeur. Il faut
supposer ici que le traitement antiphlogistique, selon le *Traité du Régime dans les maladies aiguës*, n'a
pu suffire à la violence de la maladie, et c'est, je
crois, pourquoi Hippocrate a omis la description
du traitement qui a été suivi.

FIÈVRE ATAXIQUE.

« Le jeune homme qui demeurait près de la
place des Menteurs est pris d'une fièvre violente, à
la suite de fatigue, de travaux et de courses inac-
coutumées. Le premier jour, déjections copieuses,
liquides et ténues; urine crue et noirâtre, soif,
insomnie. Le deuxième, redoublement général,
déjections encore plus abondantes et moins favorables, insomnie, égarement de la raison, petite
sueur. Le troisième, état pénible, soif, dégoût,
anxiétés, violente agitation, délire, froid des extrémités, qui étaient livides, tension de l'hypochondre, de chaque côté, mais sans dureté extérieure.
Le quatrième, insomnie, le mal empire. Le septième, mort. Le malade était âgé d'environ vingt
ans. » (Hipp. *Épidém.*, liv. IIe, mal. 8e.)

Toutes les fois que la violence de la maladie est la cause de l'insomnie sans aucun relâche, il est facile d'en prévoir la fin funeste du quatrième au septième jour, ou, au plus, au quatorzième; mais le terme peut aller au vingtième et trentième dans les fièvres continues avec des inflammations. «Une femme, chez Tisamène, est attaquée d'un miserere ou volvulus très-violent, vomissement considérable qu'on ne pouvait arrêter, douleur des hypochondres et au bas-ventre, tranchées continuelles, soif médiocre, fièvre légère, constamment refroidissement des extrémités, dégoût, insomnie, urine rare et ténue, déjections alvines en petite quantité, âcres et ténues. Tous les secours étant inutiles, la malade meurt.» (*Épidém.*, liv. III, mal. 9ᵉ.)

On fera ici l'application des Aphorismes précédens de la septième section. *Voyez* Aphorisme 16, sect. VIII, et le *Commentaire* 53, sect. VI.

FIÈVRE ARDENTE INFLAMMATOIRE.

«Mélidie, qui demeurait près du temple de Junon, commença par éprouver une violente douleur à la tête, au cou et à la poitrine, ce qui fut aussitôt suivi de fièvre aiguë, avec un léger écoulement des règles et de douleurs continues. Le sixième jour, assoupissement, léger frisson, rougeur des joues, un peu de délire. Le septième,

sueur, intermission de la fièvre, qui reparaît le même
jour : continuation des douleurs, léger sommeil,
urine constamment colorée, mais ténue; déjections bilieuses en très-petite quantité, mordicantes,
noires et fétides, urine avec un sédiment poli,
blanchâtre, sueur suivie, terminaison de la maladie, qui est jugée entièrement, le onzième
jour. » (*Épidém.*, liv. 1, mal. 14ᵉ.)

L'absence de l'insomnie est donc un indice de
guérison dans les fièvres aiguës. Voyons le danger
de l'insomnie opiniâtre.

Relisez l'observation de *fièvre adynamique putride, Épidém.*, liv. III, mal. 14ᵉ; à l'art. CONTA-
GION. *Voy.* Aph. SECT. V. tom. II, p. 481, et la
description de *fièvre ataxique et maligne*, même
livre, mal. 15ᵉ, Aphor. LIII, tom. 1, p. 251.

DE LA LECTURE

DES

ÉCRITS DE GALIEN (1).

GALIEN fait connaître les différens points de vue sous lesquels les anatomistes se livrèrent aux dissections; les uns, guidés par le seul amour de la science; les autres pour ne rien faire témérairement et suivre les indications de la nature ; ceux-ci pour trouver la cause des fonctions naturelles vitales et animales, ceux-là pour extraire plus habilement des blessures, les traits, les flèches et les dards, et y faire plus adroitement des incisions; quelques-uns pour mieux traiter les fistules, les si-

---

(1) Analyse des *Traités de Galien. De l'Usage des parties et des Administrations anatomiques*. Je cite d'après le savant éditeur des *Médecins grecs*, in-8°, tom. II, p. 286. Leipsick, 1821.

nuosités et les abcès des mains, et quelques autres,
comme je l'ai dit, pour découvrir la structure ca-
chée des viscères, leurs usages, et parvenir ainsi
à la connaissance des maladies. Il fait remarquer,
pag. 384, qu'avant de faire l'anatomie de l'homme,
il faut d'abord beaucoup s'exercer sur les singes;
il affirme que dans la guerre qui fut faite contre Marc-Antoine, ceux qui ouvrirent les corps des
Germains morts à l'armée, s'assurèrent de la position
des viscères. Il arrivait aussi que l'on examinait
très-superficiellement les corps des suppliciés, ou
de ceux qui étaient exposés aux bêtes féroces, ou
qui avaient été jugulés par des malfaiteurs, et qui
étaient restés sans sépulture. Ensuite les grandes
plaies et les ulcèresavec gangrène et sphacèle, four-
nirent une occasion de confirmer les observations
déjà faites par la dissection des singes. Ceux qui ont
disséqué les corps des enfans nouveau-nés, exposés
sur la voie publique, ont pu s'assurer que la conformation des singes se rapproche de celle de l'homme.
Enfin, dans les cures que nous faisons journelle-
ment, dit Galien, on voit encore cette simili-
tude, en enlevant les chairs putréfiées et en les
incisant, page 470. Le nom de Lycus, dit Galien,
n'était pas connu chez les Grecs tant qu'il vécut;
mais après sa mort, on prisa beaucoup ses ouvrages. Il raconte, page 632, l'histoire d'un jeune
enfant frappé au sternum, au jeu de la palestre;
après plus de quatre mois de suppuration, il lui

survint un sphacèle du sternum. Aucun médecir n'osant faire la résection, Galien s'en chargea; et comme le péricarde était putréfié, il vit les battemens du cœur à nu; il fut le seul qui eût ose détacher le sternum, en l'isolant des artères et des veines qui étaient intactes : j'eus, dit-il, la confiance d'entreprendre cette cure, et l'enfant guérit ainsi de son énorme plaie, en assez peu de temps; ce qui ne lui fût pas arrivé, si l'on eût craint de faire l'opération. Or, personne n'eût osé s'en charger, sans avoir été versé dans l'étude de l'anatomie. (P. 63a.) Un autre médecin, ouvrant une tumeur putride au bras, avait fait une incision profonde; il blessa l'artère, et à l'instant une hémorrhagie considérable l'effraya beaucoup : et comme il eut à peine le temps de saisir l'artère, parce qu'elle était située plus profondément que la plaie, il remédia aussitôt au danger de l'hémorrhagie; mais d'autre part, il fut la cause de la perte du malade, après la ligature, par la gangrène, qui se communiqua aux parties environnantes. Je ferai observer que déjà la tumeur était gangréneuse, et qu'elle survint à la suite d'un dépôt à l'épaule. Le sentiment de Galien ne me paraît donc pas bien fondé, d'accuser le médecin qui avait lié l'artère, car c'était l'unique moyen d'arrêter l'hémorrhagie.

Mais ce que l'on ne sait pas assez, page 835, c'est la déclaration affirmative de Galien, d'avoir été averti par quelqu'un des dieux (comme il le déclare lui-même). Celui qui, dit-il, prend les dieux à témoin, ne ment pas ; il ne voulait pas mettre au jour son ouvrage, de crainte d'exciter l'envie de beaucoup de monde ; mais quelque dieu, comme je l'ai dit, page 8З7, continue Galien, m'imposa cette tâche, et il me donna la certitude qu'il me servirait lui-même de guide, pour me faire éviter l'obscurité dans mon travail. Il m'est en effet témoin, dit Galien, que j'ai omis beaucoup de démonstrations relatives à l'astronomie, à la musique et à la géométrie, non-seulement ici, mais encore dans d'autres écrits, pour ne pas indisposer contre moi les médecins, pag. 9o5. Il loue surtout la magnificence du Créateur, et il annonce que ce n'est point une sèche description anatomique des parties du corps humain, à laquelle il va se livrer, mais que c'est une hymne de louanges et des actions éternelles de grâces, qu'il va adresser directement au divin Créateur. Il admire la juste pondération de toutes choses, par la protection divine de la Providence, qui gouverne le monde. Un dieu, dit-il, m'a commandé d'écrire, et je lui ai obéi. Il parle de Moïse, qu'il élève beaucoup au-dessus d'Épicure, comme ayant une plus grande connaissance de la nature ; il est aussi très-remarquable, que souvent il cite ensemble Moïse et le Christ. On peut ne point se prononcer dans la question de la génération des êtres ; mais de la manière dont Dieu a créé le monde, ainsi que Moïse le rapporte, on doit adhérer à son sentiment, tome III, comme à ce qu'il y a de plus naturel. Ainsi, j'ai démontré dans ce peu de lignes, que Galien était au moins aussi religieux qu'Hippocrate; je ne citerai pas Cicéron, quoique je le préfère à tous les philosophes pour la pureté des principes. Ses *Traités de la divination* et *de la nature des dieux*, méritent d'être surtout recommandés aux jeunes médecins. Toutefois en rappelant au souvenir de mes lecteurs, le traité de la divination, dans lequel Cicéron a cité Paul d'Émile, s'adressant au roi Persée qui le supplie de ne point le mener à son triomphe, voici sa réponse: «Il ne tient qu'à vous de m'en empêcher;» je ne puis, dis-je, louer cette conduite barbare à l'égard des vaincus, et encore moins citer le parricide, le suicide et le fratricide, approuvés des Romains.

On voit ensuite Galien recommander l'étude de l'anatomie; il a le premier, après Aristote, donné l'exemple des descriptions de l'anatomie comparée pour éclairer l'anatomie de l'homme: Que si, dit-il, on vient à manquer de singes, il faut se procurer d'autres animaux : *de administrationibus anatomicis*. Je cite ici, d'après l'édition de M. le professeur Kuhn, éditeur *des Médecins Grecs*. Leipsick, 1821, tom. III, pag. 227. Galien a tenté les expériences les plus remarquables en physiologie dans le même but; ainsi, page 175 du même traité, il a pratiqué l'ablation du thorax et des parties environnantes sur un animal vivant, en conservant les artères, les veines et les nerfs, pour mettre à nu l'estomac, et divisant longitudinalement les fibres de la membrane externe de l'œsophage, depuis le menton jusqu'à l'estomac; il a fait manger l'animal, soumis à cette expérience, et la déglutition s'est opérée, quoique la force de constriction ou resserrement fût abolie. Si de même, dit-il, sur un autre animal, vous faites la section entière et transversale des membranes de l'estomac, vous verrez la déglutition s'opérer sans le concours de la membrane interne, pag. 174. Le philosophe de Pergame a cité Aristote, comme l'inventeur de l'anatomie comparée; il rapporte un long passage extrait de l'anatomie des animaux du philosophe de Stagyre, pour démontrer le pouvoir des fonctions digestives, suivant les espèces différentes d'animaux, pag. 210. Il compare la distribution des vaisseaux sanguins qui traversent les chairs et s'y distribuent, comme l'a fait Hippocrate, à des canaux qui, en arrosant les terres, les fertilisent. Il fait remarquer, pag. 214, que l'estomac attire et absorbe les boissons, et qu'il n'en parvient aux reins, que ce qui a été attiré, après avoir passé immédiatement à travers les veines; il démontre admirablement que la main seule distingue l'homme des animaux, et décèle complètement son intelligence. Il raconte, pag. 343, comment tout animal parti de l'Inde, de la Lybie

ou de la Scythie, que l'on voit manger d'une substance ligneuse ou épineuse, fait connaître ainsi
qu'il a un estomac très-spacieux et garni de rugo-
sités ; s'il n'a point de dents en haut, nécessairement plusieurs estomacs y suppléent de manière
que le premier reçoit directement la nourriture,
d'où celle-ci régorge par rumination, puis passe
dans le second, et enfin est digérée tout-à-fait
dans le troisième. Galien a anatomisé l'éléphant,
page 572 ; il promet de faire connaître dans un
autre livre, toutes les différences relatives à l'orga-
nisation des animaux, chacun suivant son espèce.
Il fait, page 614, la différence essentielle de la
sensibilité et de l'irritabilité ; démontre que le
cœur n'a presque pas de nerfs. Toutefois, M. Le-
gallois a démontré que ses mouvemens étaient
subordonnés à la communication des nerfs de la
moelle épinière ; mais Galien reconnaît que la
chaleur innée, d'où résultent les fonctions vitales,
réside exclusivement dans le cœur. Il raconte fort
spirituellement l'anecdote d'un sophiste, qui avait
promis de montrer l'artère aorte vide de sang ; il
fut couvert de confusion en présence de disciples,
qui tinrent son pari de mille deniers. Il osa, dit-
il, un scalpel à la main, pénétrer dans la partie gauche de la poitrine, où il croyait surtout
trouver l'artère aorte. Mais quelqu'un exercé dans
l'anatomie, lui prouva d'abord que la section de-
vrait être faite au-dessus du sternum ; un autre

pénétra dans l'espace intercostal, mais il ouvrit
l'artère et la veine ; enfin l'artère aorte fut liée 1° à
la sortie du cœur, 2° à sa courbure vers l'épine dorsale. On lui proposa de faire apercevoir l'artère vide,
mais il se fit moquer ; de plus, Galien démontre,
pag. 646, comment il faut s'y prendre pour faire
la ligature des vaisseaux, page 677. Il cite toutes
les expériences qu'il a faites sur la moelle épinière,
et il prouve que les fonctions de la voix, de la
respiration, de la digestion, de la circulation,
sont abolies au fur et à mesure que l'on produit des
lésions, en s'éloignant de la tête, page 678. Ainsi,
en disséquant les nerfs qui se rendent au diaphragme et à l'estomac, et en étendant l'opération aux nerfs qui se distribuent à la poitrine, il
démontre que ces parties perdent à l'instant leur
mouvement, et deviennent immobiles, ainsi que
la respiration.

« *Tibique hoc justæ naturæ opus (quod quibusdam
forté solo sensu, nulla mente neque ratione contem-
plantibus, injustum videbitur, quum sit reverà, si
aliud quidquam, justissimum), tibi, inquam, divinam
hanc operis naturæ fabricam ferre laudibus ac vene-
rari convenit, ut quæ, non quod in phantasiam,
speciemve, sed quod viribus ac potestate est æquabile,
delegerit : quod veræ ac divinæ justitiæ est proprium.*
Galen. de usu partium, lib. 8, tom. III; édit.
Kuhn. Leips., 1821. Græcè et latinè, p. 422.

P. 448. *Admirabilis sane tibi, opinor, videbitur*

opificis nostri providentia : quomodo enim non hoc
summæ incredibilisque est providentiæ, quod, quàm
solus pulmo instrumentum validum adeo ac motibus
vehementibus præditum, sibi ipsi habuisset circumfu-
sum thoracem ipsum, constructionem ipsius fecerit exi-
miam, præter reliquas omnes animalis partes. Ib. lib.

Voilà pour ce qui concerne les preuves de défé-
rence envers la divinité, dans la composition des
œuvres physiologico-anatomiques de Galien, dont
nous conseillons spécialement la lecture aux jeunes médecins, pour les détourner du matérialisme. Quant aux recherches sur la structure et le
jeu des organes, il faut savoir d'abord, que la distinction du sang rouge rutilant, et du sang noir,
avec les différences remarquables par rapport aux
fonctions des organes, et à ce fluide plus chaud
et plus actif dans le ventricule droit, que dans le
ventricule gauche, sont entièrement dues aux observations de Galien. La description de la grande
et de la petite circulation, relativement aux ventricules droit et gauche, comparée avec les résultats
qu'a indiqués Bichat, pour l'entretien de la vie
par la présence du sang rouge artériel, ou pour sa
cessation graduelle dans les organes, par la présence du sang noir ou veineux ; tous ces résultats,
dis-je, annoncés comme des découvertes dues à
Bichat, il y a à peu près trente ans, appartiennent au contraire depuis près de quinze cents ans

au célèbre Galien. (Voy. le *Traité de l'usage des parties*, tom. III, lib. 8, p. 431.)

P. 460. Vient ensuite la description de la circulation du sang, par le mécanisme même de la structure des oreillettes et des membranes, qui, en fermant leur orifice, permettent la sortie du sang, et s'opposent à sa rétrogradation immédiate par la même voie. Cette impossibilité reconnue, et l'artifice avec lequel le souverain créateur a vaincu cette résistance, en facilitant le jeu d'un organe aussi essentiel que le cœur, au moyen des ventricules et des membranes tricuspides et de la valvule sigmoïde auriculaire, tels sont les objets de l'étude spéciale de Galien, dans son *Traité de l'usage des parties*, tom. III, pag. 461. On ne peut douter que l'honneur de la découverte ou de la description exacte anatomique de la circulation du sang, ne lui appartienne effectivement : ainsi la connaissance de la circulation que l'on fait remonter au 13ᵉ siècle, a été peu de chose pour ceux qui ont lu les livres de Galien. Mais à la vérité, ces derniers n'ont commencé à être traduits de grec en latin, que dans les 15ᵉ et 16ᵉ siècles, par les médecins, ce qui explique pourquoi Mondini, en 1311, et Clopton Harvey, en 1668, auraient passé pour être les premiers auteurs des recherches anatomiques. Encore, Michel Servet, Vésale et Colombus, disent des historiens de notre époque, méritent la priorité de cette découverte. (*Journal universel des sciences médicales*, p. 315. Paris, 1816.)

Je ne pousserai pas plus loin mes observations pour prouver que le défaut de lecture des anciens, a fait admettre aux auteurs modernes, beaucoup de faits supposés.

VOICI UNE PREUVE QUE LA CIRCULATION DU SANG ÉTAIT CONNUE D'HIPPOCRATE ET DE SES SUCCESSEURS, AVANT LE CÉLÈBRE GALIEN.

Mais quelles sont les fontaines et les racines du sang, pour parler méthaphoriquement, d'après l'auteur du traité *de Flatibus*, sinon le cœur et ses cavités et les gros vaisseaux qui s'y lient? La comparaison est ici d'autant plus exacte, que la fontaine suppose un robinet assez bien représenté, je pense, par les valvules *tricuspides* ou mitrales pour les ventricules, et les sigmoïdes pour les oreillettes du cœur, tandis que l'aorte supérieure et inférieure, les artères, et les veines pulmonaires, peuvent réellement passer aux yeux de tous les anatomistes, pour les racines des artères et des veines. La conclusion que j'en tire est encore si vraie, que l'auteur grec achève en quelque sorte ici sa métaphore, en établissant pour première donnée de sa théorie, le passage de l'air avec le sang pour l'entretien de la vie (*pabulum vitæ*), et qui circule avec lui dans toutes les parties du corps. C'était aussi l'opinion d'Erasistrate et d'Herophile, célèbres anatomistes d'Alexandrie, pour expliquer la caus.

de la fièvre, Quoi qu'il en soit, nous n'en tirons pas moins cette conclusion, que l'anatomie humaine n'était pas inconnue aux anciens médecins grecs, ni même à Hippocrate. L'auteur du même livre *de Flatibus*, dont j'ai donné l'analyse au commencement de cet ouvrage, place le courage dans le sang comme Aristote. Toutefois nous ferons remarquer, que cette erreur de matérialisme n'appartient pas directement à Hippocrate, car il est douteux que le livre *de Flatibus* ou des vents lui appartienne ; lorsqu'au contraire tout prouve que le livre intitulé de la *Maladie sacrée* est son propre ouvrage.

Feu Clavier, de l'Académie des Inscriptions et Belles-Lettres, m'avait souvent engagé à mettre au jour ce Traité, à cause des pensées philosophiques qu'il renferme ; et de la vénération particulière d'Hippocrate pour la divinité, qu'il défend contre les suggestions des devins et des charlatans. On peut en lisant ce petit traité, se convaincre comment le philosophe de Cos n'a point placé la colère dans le foie, le rire dans la rate, le courage dans le cœur, la tristesse dans l'estomac ou les hypochondres. Au contraire, il dit expressément que les hommes ne raisonnent point en aveugles, mais s'instruisent des phénomènes de la nature par la seule observation ; il ajoute que les passions gaies ou tristes, comme les jeux, le rire, la tristesse, le chagrin, les pleurs et les querelles sont toutes dans le domaine de nos pensées formées dans le cerveau; d'où nous voyons, nous entendons, et d'où nous viennent le raisonnement et l'intelligence; nous distingons aussi les choses honnêtes et deshonnêtes, bonnes ou mauvaises, agréables et désagréables, en établissant les différences d'après leur usage et leur utilité réelle. Nous connaissons encore, dit-il, de la même manière le plaisir et le temps qui le rend inopportun ou propice; et pourquoi nous délirons et nous sommes sujets à la manie, aux craintes, aux terreurs, soit le jour soit la nuit; pourquoi nous éprouvons des insomnies, des anxiétés par des peines d'esprit. Tous ces effets tiennent aux facultés du cerveau : mais Platon, Aristote, et ensuite Vanhelmont et Paracelse ont ensuite attribué aux viscères les sensations de l'âme; comme d'autres anatomistes ont prétendu encore rajeunir ce système, en plaçant toutes les affections tristes, les inflammations, et voire même les fièvres dans l'estomac.

Hippocrate a dit enfin, que les alimens sont différens pour les différentes espèces d'animaux; bons aux uns, nuisibles aux autres et même mortels selon leur nature, quoiqu'il n'y ait qu'un aliment unique, c'est-à-dire, celui que l'on digère et qui s'adapte à la nutrition des organes. Mais il ajoute, que ceux-ci sont incapables de former des idées, de transmettre des sensations, d'engendrer des raisonnemens, de former des pensées, en un mot que le cerveau seul jouit de cette fonction admirable. Toutefois, il n'en est pas moins vrai, que l'esprit de Dieu agit sur l'âme en lui donnant directement des idées et des perceptions ; ainsi, Moïse est devenu le législateur du peuple Juif.

RÉFUTATION

DE LA

BIOGRAPHIE UNIVERSELLE,

Article *Hippocrate;*

ET RÉPARATION DE L'OMISSION

DE LA

BIOGRAPHIE MODERNE.

————

Celui qui s'est fait historien de mon célèbre auteur, a omis avec une sorte d'affectation de me nommer parmi les traducteurs français; toutefois, il faut savoir que feu Bosquillon avait dit, dans son rapport sur mes traductions, Paris, 1813 : « Le docteur De Mercy a eu le courage de faire passer dans notre langue, le deuxième livre même des Prorrhétiques, qui a raison des difficultés nombreuses qu'il présente, avait rebuté tous les traducteurs français, car je ne parle pas ici de la traduction française des ouvrages d'Hippocrate, publiée à Toulouse. J'ai la certitude qu'elle a été faite sur le latin, par un homme qui n'avait aucune idée de la langue grecque. » Feu Pinel a cité avec éloges la traduction française des *Prognostics* et *Prorrhétiques* dans sa *Nosographique philosophique*, tom 1, Paris, 1813. Eh bien! veut-on savoir maintenant avec quelle bonne foi le rédacteur de l'article *Hippocrate*, de la *Biographie universelle*, a rendu témoignage à la vérité? Voici comment il s'exprime : « *OEuvres d'Hippocrate*, édition grecque – française, in-12, par M. De Mercy, 4 vol. Paris, 1816. Ouvrage non terminé, que l'auteur continue malgré des critiques assez bien fondées. »

Il y a donc ici une insigne mauvaise foi ou une profonde ignorance, et cela est d'autant plus remarquable, que les traducteurs français nommés dans l'article, n'avaient pas traduit le second livre des prorrhétiques, ni les 1er et 5e livres des *Épidémies*, tandis que c'est au contraire moi, que le rédacteur a déclassé par une insigne mauvaise foi ou une profonde ignorance, du nombre des traducteurs français, pour ajouter calomnieusement le doute de la critique, lorsque au contraire, j'avais obtenu alors les éloges les plus remarquables des médecins et des hellénistes les plus célèbres. Enfin le moyen de revenir sur un fait semblable, n'est-il pas de le faire connaître et de signaler la mauvaise foi de l'écrivain, qui a calomnié sciemment?

par l'aveu d'une soi-disant critique, par des auteurs anonymes, ignorant jusqu'aux lois de la syntaxe de la grammaire grecque, ne réformera jamais le jugement de feu Bosquillon, placé lui-même parmi les traducteurs français par le biographe. Or, il ne tenait qu'à ce dernier de consulter le rapport du célèbre médecin helléniste, en 1813, et le livre du professeur Pinel, aussi en 1813, car l'article calomnieux a paru seulement en 1816. S'il me faut choisir entre mes soi-disant juges, je n'en peux citer aucun, qui puisse être de l'avis des deux célèbres professeurs! On en devine facilement la cause!

Quant à la biographie des contemporains, je n'aurais que des remerciemens bien sincères à adresser à MM. les rédacteurs, qui m'ont fait l'honneur de me citer dans leur ouvrage; malheureusement ils ont omis dans leur article, le titre le plus essentiel, celui qui ne peut m'être ravi sans injustice : la dédicace de la traduction française des *OEuvres d'Hippocrate*, à S. M. Louis XVIII, de glorieuse mémoire. L'ouvrage même qui accompagne cette dédicace, est entièrement omis dans mon article : or l'exactitude qui doit toujours présider à la rédaction des articles des auteurs vivans, me fait un devoir de rétablir cette omission importante. Le *Traité du régime dans les maladies aiguës*, d'Hippocrate, que j'ai traduit en français, précède dans le même volume, le *Traité des airs*, *des eaux et des lieux*, de sorte qu'il a été impossible en ouvrant le livre, de ne point voir la dédicace au Roi, au commencement du *Traité du régime*, tandis qu'on se serait seulement ressouvenu du *Traité des airs*, *des eaux et des lieux*, qui est à la fin !

Mais pour ne rien laisser à désirer aux traducteurs français qui m'ont précédé , ni à ceux qui m'ont suivi, laissant de côté les omissions et les intentions, je cite les trois dernières traductions pour faire une comparaison du style, soit sous le rapport de l'élégance et de la concision, soit de l'exactitude de la traduction. Je me bornerai à citer ici trois aphorismes : le 64e de la section ve, le 79e de la viie, et le 18e ou le dernier de la viiie. Il sera bien facile de juger sans préventions, qui de moi ou des traducteurs français, compris dans l'article de la *Biographie universelle*, a le mieux traduit. J'indique cette facile et unique comparaison.

Aph. 64, sect. v. Edit. in-32. Paris, 1814.

Le lait nuit à ceux qui *ont* des maux de tête ; aux fébricitans, lorsque les hypochondres sont élevés et murmurans, et lorsqu'il y a soif ; il nuit encore à ceux qui *ont* des déjections bilieuses, qui *ont* une fièvre aiguë, et qui *ont* rendu par l'anus une quantité de sang. Le lait convient aux phthisiques qui *n'ont*

que peu de fièvre ; il convient dans les fièvres lentes et de long cours, s'il ne s'y joint aucun des signes précédens, et si le malade maigrit avec excès.

Édit. in-8° à trois colonnes, en grec, latin, français. Paris, 1826.

On ne doit point faire faire usage de lait aux
personnes qui sont affectées de douleurs de tête, à
celles qui ont de la fièvre, et à celles qui, ayant les
hypochondres élevés, éprouvent des borborygmes
et de la soif ; son usage est également nuisible à celles qui rendent des déjections bilieuses, à celles qui
sont attaquées de fièvres aigues, ainsi qu'à celles
qui rendent beaucoup de sang dans leurs selles.
Mais le lait convient aux phthisiques, qui ont peu
de fièvre, aux malades qui languissent par une fièvre lente et de longue durée, et par la même raison, à tous ceux qui se trouvent exténués par une
cause quelconque, sans éprouver aucun des signes
rapportés ci-dessus.

Édit. in-12, avec commentaires.

Le lait est nuisible dans les douleurs de tête et
les fièvres, et avec la soif, ou lorsque les hypochondres sont élevés et murmurans ; il nuit aussi
dans le flux du ventre bilieux, dans les fièvres ai-

22*

guës et le flux de sang très-copieux. Il est utile au contraire aux phthisiques, lorsque la chaleur fébrile est modérée ; c'est pourquoi il est nécessaire surtout dans les petites fièvres lentes, pourvu qu'il n'y ait aucun des mauvais signes précités ; enfin il est utile dans les longues convalescences et dans le marasme.

Sect. VII, Aph. 79. Edit. in-32.

Examinez ce qui s'évacue par la vessie, par les intestins, par toute l'habitude extérieure ; le corps s'éloigne-t-il en quoi que ce soit de l'état naturel ? si *c'est* peu, le mal est faible ; si *c'est* beaucoup, il *est* considérable ; si *c'est* extrêmement, il *est* mortel.

Edit. in-8 à trois colonnes, en grec, latin, français.

Dans les maladies, on examinera les principales excrétions, telles que les urines, les selles, les crachats, les sueurs, afin de reconnaître la différence qui existe dans les fonctions vitales actuelles, avec l'état de santé. Si *l'ensemble de ces phénomènes* présente peu de différence de l'état naturel, la maladie est légère ; *s'il y en a* davantage, elle est plus grave ; mais *s'il y en a* beaucoup, elle *est* mortelle.

Edit. in-12, avec commentaires.

Examinez aussi les excrétions de la vessie, des intestins, et généralement ce qui s'échappe de l'enveloppe extérieure, soit des pores, soit des chairs, ou des autres voies naturelles; si elles en diffèrent peu, le mal est faible; si beaucoup, il est grave; si entièrement, il est mortel.

Fin de la viiie sect. Édit. in-32.

Le terme fatal est arrivé, lorsque la chaleur de l'âme, placée au-dessus de l'ombilic, remonte vers les parties situées au-dessus du diaphragme et que l'humide est entièrement consumé. *Après que* la chaleur s'est ainsi retirée dans des organes, où sa concentration porte la mort, *après que* le cœur et le poumon ont perdu leur humide. l'esprit de la chaleur, qui unissait le tout au tout, s'exhale au même instant. Ensuite l'âme, soit par les chairs, soit par les soupiraux de la tête qui servaient à l'entretien de la vie, s'échappant de sa demeure corporelle, abandonne pour jamais le froid simulacre de l'homme, encore composé de bile. de sang, de pituite et des chairs.

Édit. in-8° à trois colonnes, en grec, latin, français.

Lorsque la mort est sur le point d'arriver, la chaleur animale qui a déjà abandonné les extrémités, se concentre vers l'ombilic et les parties supérieures du diaphragme, et épuise les esprits vitaux de ces diverses régions; bientôt cette chaleur accumulée dans le poumon et le cœur, absorbe l'humidité de ces organes, les frappe d'immobilité et en enlève tout le principe de vie, qui unissait le tout au tout. Dès lors l'âme abandonne ce corps inanimé qui lui avait donné asile; ce souffle vital s'échappe, soit par les pores de la peau, soit par la bouche, les narines ou autres soupiraux nécessaires à l'entretien de notre existence. Alors, le froid glacial, véritable image de la mort, s'empare de tout le corps, qui reste encore composé de sang, de bile, de lymphe et de chairs.

Édit. in-12, avec commentaires.

Enfin le terme fatal est expiré, lorsque la chaleur vitale, placée au-dessus de l'ombilic, remonte vers les parties situées au-dessus du diaphragme, et que l'humide radical est consumé tout-à-fait; après que le poumon et le cœur ont exalé ce qui leur reste de fluide vaporisé. La chaleur se con-

centre vers les lieux prêts à être frappés de mort;
elle chasse en masse ce souffle de vie, d'où le tout
va se réunir au tout. Dès lors l'âme quittant sa demeure mortelle, s'échappe partie par les chairs,
partie par les soupiraux de la tête, par lesquels
nous connaissons que l'on vit, et abandonne pour
jamais le froid simulacre de l'homme mortel,
composé de bile, de sang, de pituite et de chairs.

———

Il faut être possédé du démon de l'envie, pour
oser convertir en critique, les éloges déjà donnés
à un auteur, quand on trouve, par exemple, cette
déclaration si convaincante de feu Bosquillon,
concernant la pureté du texte des Aphorismes et
Pronostics d'Hippocrate. « Quant au texte de ces
»deux traités, je me suis rarement écarté de l'é-
»dition que j'en ai donnée en 1784 (a dit feu Bos-
»quillon); j'ai cru inutile de la faire réimprimer,
»quoiqu'elle soit devenue rare; celle de M. de
»Mercy pourra y suppléer. » Traduction française
des Aphorismes et Pronostics d'Hippocrate, intro-
duction, p. 37, in-12, Paris, 1814.

Or, je le répète, c'est en 1816 que le volumineux article de la *Biographie universelle* a été
publié; mais le même helléniste et savant médecin avait dit p. 25 : «On trouve quelques
»commentaires utiles, dans une traduction fran-
»çaise imprimée in-12, en 1811. Elle a en outre

»l'avantage de réunir le texte grec, collationné
»avec les anciens manuscrits, ce qui la doit dis-
»tinguer spécialement des autres traductions. .
»M. de Mercy, jeune docteur de la Faculté de
»Médecine de Paris, en est l'auteur. Plusieurs
»médecins célèbres ont accordé à son travail *les*
»*éloges qu'il méritait* et ont tâché de soutenir son
»zèle (feu Bosquillon était de ce nombre), mais
»quelques hommes envieux de ses succès l'ont cri-
»tiqué amèrement sur des objets peu importans et
»ont tout tenté pour faire tomber l'ouvrage. Un
»libraire avide profitant du moment, a voulu y
»contribuer, en donnant, sous format in-32, une
»nouvelle traduction française dépourvue de notes
»et du texte grec, qu'il a néanmoins fait annoncer
»comme supérieure à toutes les précédentes, sur-
»tout à celle de M. de Mercy.

»Les éloges outrés dont on a comblé cette tra-
»duction, m'ont déterminé à en faire la lecture.
»L'amour de la vérité m'oblige de déclarer, qu'il
»est souvent difficile d'y reconnaître la doctrine
»du père de la médecine; l'auteur même, en an-
»nonçant dans son épître dédicatoire, qu'il a rencon-
»tré dans les aphorismes, des propositions *erro-*
»*nées*, semble avouer ingénument que plusieurs
»sont au-dessus de sa portée.

»En jetant un coup-d'œil rapide sur la pre-
»mière section de la traduction dont il s'agit, on

« » est étonné des contre-sens et des négligences qu'on
« » y rencontre sans cesse. »

En conséquence, le rédacteur de la *Biographie* a
placé hors du rang des traducteurs français, celui auquel feu Bosquillon a précisément accordé ses éloges ; disant qu'il avait cru inutile de réimprimer le
texte grec d'Hippocrate, parce que la fidélité de
ce même texte lui était connue, de même que la
fidélité de la traduction française. Et pour prix des
éloges de notre savant helléniste, celui-là qui a
été justement critiqué est placé en première ligne
au nombre des traducteurs français ; tandis que
la dénégation la plus complète est au contraire le
partage de celui qui est publiquement reconnu
pour avoir mérité des éloges de plusieurs médecins
célèbres ! La calomnie est donc ici prouvée par les
faits.

Craindrais-je d'ailleurs la comparaison que l'on
peut faire de la traduction française du célèbre
professeur, avec celle que je donne maintenant ?
J'userai du même droit de publicité pour convaincre
mes lecteurs de la préférence que tel ou tel auteur
doit mériter. Il ne s'agit que de lire et de juger.

SECTION V , APH. 20.

BOSQUILLON.

« L'eau chaude favorise la suppuration de toutes

les plaies, à l'exception de celles qui sont récentes et qui rendent beaucoup de sang; *elle* donne le plus grand espoir de guérison, *elle* ramollit la peau et résout les tumeurs, *elle* fait cesser les douleurs, *elle* modère les frissons et les convulsions, tant partielles que générales, *elle* met fin aux maux de tête rebelles, *elle* est un remède des plus importans dans les fractures, surtout lorsque les os sont à nu; il n'y a pas de plaies où *elle* soit plus avantageuse que dans celles de la tête; *elle* n'est pas moins salutaire étant appliquée sur les parties, qui sont sur le point de tomber en gangrène par l'excès du froid ou qui sont ulcérées; *elle* calme et guérit les dartres rongeantes, les affections de l'anus, des parties de la génération chez l'homme, de la matrice chez les femmes, et de la vessie. Le froid, au contraire, est nuisible et donne la mort à ces parties. (Traduct. franç. p. 131.)

Le savant helléniste a souvent intercalé ses propres pensées dans sa traduction française; j'ai choisi cet aphorisme où cette addition se fait le moins sentir; mais il est facile de voir que l'énergique concision du style des aphorismes et son étonnante clarté, ne gagnent rien à ces longueurs. Il n'est pas possible de se former une idée nette de l'esprit, dans lequel sont écrites les sentences du père de la médecine, s'il prend envie à chaque auteur, de leur faire subir des changemens quelconques, au point d'y substituer ou retrancher des mots

uou d phrases. Ainsi la traduction de feu Bosquillon, étant conçue d'après ce plan, ne peut
donner aux étudians une juste idée du style de
l'auteur des Aphorismes.

La même sentence telle que je la présente au
lecteur, servira au contraire utilement de comparaison pour faire mieux sentir cette différence et
apprécier davantage la peine et les soins que ce
travail m'a coûtés.

Aph. 22, SECT. V, et Commentaire. (T. 1, p. 36.)

DE MERCY.

LA chaleur qui est favorable à la suppuration, ne convient cependant pas à
toutes les blessures, quoiqu'elle soit le
meilleur signe de guérison. En effet, elle
rend la peau plus souple, est résolutive, ano-
dyne, contraire aux frissons fébriles, aux
spasmes, aux tétanos; dissipe la pesanteur
de tête; est utile dans les fractures où les
os sont dénudés, et particulièrement dans
les plaies ulcéreuses de la tête, et les autres ulcères avec mortification par le froid.

Elle convient aussi aux dartres rongeantes, à l'anus, aux organes génitaux,
à l'utérus et à la vessie. La chaleur vivifie
toutes ces parties : le froid en est l'ennemi;
il y éteint la vie.

Il n'est presque personne qui ignore les bons
effets des applications chaudes et humides par rapport aux plaies et blessures ; mais les ulcères ato-
niques scorbutiques, gangréneux avec phlyctènes,
tels que le charbon et la pustule maligne ne se
traitent point de même que le phlegmon, l'érysipèle et l'anthrax. Il faut aussi distinguer les tumeurs avec œdème ou empâtement des chairs, de
celles dont le gonflement est rénitent, la couleur
rouge, et l'épaississement du tissu cellulaire plus
ou moins grand. Car ici les applications froides
seraient évidemment nuisibles, et, au lieu de con-
duire à la suppuration, elle feraient dégénérer la
tumeur en squirrhe : ce n'est donc qu'au commencement, où la résolution est possible, qu'un froid
médiocre peut devenir utile, comme nous le dirons
bientôt. Mais lorsque la douleur est aiguë ou lancinante, une chaleur douce et humide, comme celle
de l'eau tiède, des douches, des lotions, des fumigations et bains de vapeurs, forme autour de
la plaie une sorte d'atmosphère humide, qui relâche les papilles nerveuses, détend la peau, l'as-

souplit, tempère la chaleur, calme la douleur. Ainsi les spasmes, le tétanos et les frissons fébriles, s'apaisent par les bains d'eau tiède, qui agissent en détendant les nerfs. C'est aussi sur ce principe de dérivation des douleurs internes et des mouvemens fluxionnaires portés de l'intérieur à l'extérieur, que l'on parvient à détourner les maladies rhumatismales, érysipélateuses et goutteuses. La douleur et pesanteur de tête se dissipent par les bains de jambe, que l'on rend plus ou moins excitans, en y ajoutant de la farine de moutarde, ou du sel marin. Mais dans les plaies simples, les calmans, les mucilagineux sont les meilleurs moyens thérapeutiques; il faut ajouter l'usage intérieur des adoucissans, un bon régime et quelquefois de légers purgatifs. Les fractures du crâne, où les os sont dénudés, demandent de plus grandes précautions; toutefois, elles ne sont point aussi dangereuses que l'on pourrait d'abord le présumer, et il n'est pas rare de les voir guérir sans autres moyens que des lotions d'eau tiède, de la charpie sèche ou des compresses imbibées d'eau de guimauve, quand leur complication a été dissipée par les opérations. Les lotions tièdes, les cataplasmes de farine de lin, sont souvent les meilleurs résolutifs pour dissiper les tumeurs rouges et tendues qui annoncent des abcès. Les lotions et douches d'eau minérale de Barrège, ou sulfureuse, conviennent mieux pour guérir les dartres, la lèpre, la teigne ; mais il faut y joindre les révulsifs, surtout chez les enfans ; ainsi les vésicatoires, les sétons à la nuque, concourent puissamment à la guérison des ulcérations de la gourme et de la teigne. Chez les adultes, les bains de siége, les lavemens, les injections et fumigations, doivent être préférés.

Voilà l'explication sommaire de l'aphorisme d'après un plan méthodique, qui permet au lecteur de juger immédiatement de l'utilité du développement naturel des pensées du père de la médecine ; tandis que la même sentence imitée autant que possible d'après le texte grec, fait aussi connaître la manière claire et précise, dont la traduction doit représenter, comme un miroir fidèle, les traits de l'original. C'est en un mot, si l'on veut, pour chaque sentence, un petit tableau en miniature du talent de l'auteur. Le plus habile traducteur est celui qui se sera le plus approché de ce même texte, traduit avec le plus de majesté, de concision et de clarté ; car c'est là le vrai caractère du livre des aphorismes : quel que soit l'artifice du traducteur, s'il ne parvient pas à se faire remarquer par les caractères que je viens d'exprimer pour le style, vainement on le classera parmi les traducteurs français ; il faudra toujours, pour s'établir juge entre moi et mes compétiteurs, en venir à la comparaison la plus naturelle et la plus facile pour

tous les lecteurs, savans ou moins érudits, de manière que cette comparaison seule puisse suffire
pour m'absoudre ou me condamner. Je ne parle pas
des commentaires plus au long; ils sont ici sous les
yeux de mes lecteurs. Que celui, en un mot, qui
voudra me juger de bonne foi, sache d'abord le
grec; cela fait, qu'il devienne médecin et voie des
malades; et puis, cela fait encore, qu'il s'exerce
dans l'art assez difficile de traduire; et enfin, je ne
crains pas d'affirmer, qu'au bout de vingt ans de
travaux et de recherches, il sera précisément arrivé au but où je suis parvenu.

Des mots et des phrases ne sont pas tout le
prix que l'on attache ordinairement à la traduction des pensées du divin vieillard, du philosophe
de Cos. C'est sans doute pour faire preuve de
de goût et de connaissances dans la langue grecque,
que le rédacteur de la *Biographie Universelle* a
voulu se singulariser, en ne me plaçant pas au
nombre des traducteurs français, nommés dans son
article. Mais feu Bosquillon, qui était alors pour
moi le plus dangereux compétiteur, a fait ab-
négation de son propre talent, pour favoriser de
tout son pouvoir le travail que j'avais entrepris en
quelque sorte sous ses auspices. Que l'on ne dise
pas que ces éloges m'ont été donnés dans ses leçons orales au Collége Royal de France, comme
l'affirme le rédacteur de la *Revue Encyclopédique*,
cahier de novembre 1827. J'ai entre les mains le

rapport écrit, tout au long, de la main du savant
professeur Bosquillon, signé et daté du 28 septembre 1813. J'ai aussi conservé le rapport de feu Clavier, membre de l'Académie des Inscriptions et Belles-Lettres de l'Institut; aussi autographe, et signé
de l'habile helléniste, qui n'a pas manqué de rappeler le jugement favorable porté sur mes ouvrages,
par feu Bosquillon ; et c'est encore dans les journaux des savans étrangers que le même jugement
est confirmé des témoignages des érudits. Mais
le seul rédacteur de la Biographie veut avoir
raison contre tout le monde : permis à lui de
douter et de contester le mérite de cet ouvrage,
mais ne pas m'avoir cité parmi les traducteurs
français, dans la *Biographie universelle*, en 1817,
lorsque les deux rapports de Bosquillon et Clavier
et lorsque les journaux français et étrangers avaient
témoigné de la vérité des éloges que j'avais reçus ;
en un mot, ne pas avoir déclaré la vérité uniquement par caprice ou par ignorance, c'est-ce qu'il
n'est pas permis de laisser douter à personne. Je
suis prêt à communiquer les deux rapports auto-
graphes, ou à les déposer pour rendre témoignage
à la vérité, et faire ainsi rejaillir sur les calom-
niateurs, tout l'odieux de la persécution que j'ai
éprouvée.

A cette même époque, c'est-à-dire, le 18 octobre 1816, on m'écrivait du ministère de la
guerre : « Monsieur, d'après les témoignages fa-

vorables qui se réunissent pour prouver l'utilité du travail que vous avez entrepris, je ne suis point éloigné de souscrire pour un certain nombre d'exemplaires. » Et c'est enfin le 15 novembre suivant, que le ministre confirme de sa décision, l'utilité du travail, par ces motifs extrêmement remarquables, que je rapporte pour servir de conclusion à ce qui précède. S. Ex. me fit, dis-je, alors l'honneur de m'écrire : « J'ai l'honneur de vous informer qu'ayant pris connaissance des conditions de la souscription à la traduction française des *OEuvres d'Hippocrate*, et étant persuadé que votre travail sera d'une grande utilité, tant aux professeurs de l'art de guérir, qu'aux élèves qui se destinent à parcourir la même carrière, ou qui désirent seulement se perfectionner dans la pratique de l'art ; j'ai décidé le 7 de ce mois, que le département de la guerre souscrirait pour trente et un exemplaires de la traduction, lesquels seront ou donnés en prix, aux élèves des hôpitaux militaires d'instruction, ou placés dans les bibliothèques de ces établissemens, et dans ceux, qui sans être affectés à l'enseignement, sont également destinés à recevoir les militaires Français malades. »

Ai-je surpris la confiance de S. Exc. ? on peut en juger par une nouvelle demande d'exemplaires, qui m'a été faite, ainsi que ci-dessus.

Paris, le 31 mars 1824.

« Monsieur,

» Je vous invite à vouloir bien adresser au ministre de la guerre, bureau des hôpitaux, un exemplaire de chacun des volumes de votre *Traduction des œuvres d'Hippocrate*. Ces exemplaires vous seront payés au prix et suivant le mode arrêtés pour vos précédentes livraisons.

» J'ai l'honneur d'être avec considération,

» Monsieur,

» Votre très-humble et très-obéissant serviteur.

» Pour le Ministre, secrétaire d'Etat de la guerre,

» Le Conseiller d'Etat secrétaire général,

» DELAURE. »

AUTRE SOUSCRIPTION

POUR LES BIBLIOTHÈQUES PARTICULIÈRES DU ROI.

Paris, le 21 juillet 1826

« MINISTÈRE DE LA MAISON DU ROI.

» Je m'empresse de vous annoncer, Monsieur, que par décision de ce jour, j'ai autorisé M. l'administrateur des bibliothèques particulières du Roi, à souscrire pour un nombre de dix exemplaires, à l'ouvrage intitulé : *Traduction des œuvres d'Hippocrate*. (L'erreur a été reconnue. Il y a douze exmplaires acceptés, au lieu de dix, en date du 16 novembre 1826) ; nouvelle édition pour laquelle vous avez sollicité la souscription de la couronne. Vous voudrez bien déposer l'ouvrage à la bibliothèque du Roi.

» Les fonds alloués pour l'exercice 1826, étant épuisés, c'est par une faveur particulière, que j'ai souscrit à cet ouvrage, et le paiement ne pourra avoir lieu que sur les fonds de l'exercice 1827.

» Recevez, Monsieur, l'assurance de mes sentimens distingués.

» Le ministre secrétaire d'état au département de la maison du Roi,

» Duc de DOUDEAUVILLE. »

AUTRE SOUSCRIPTION.

Paris, le 15 septembre 1816.

« Il appert, par une décision de ce jour, que le ministère de la marine a souscrit pour six exemplaires à la *Traduction des œuvres d'Hippocrate*, par M. de Mercy.

» CROISY. »

———

Paris, le 29 mai 1818.

« J'ai reçu, Monsieur, avec votre lettre du 15 de ce mois, les six exemplaires du tome cinquième de votre *Traduction française des œuvres d'Hippocrate*.

» Le prix de cette livraison vous sera acquitté comme celui des livraisons précédentes, sur le récépissé qui vous en sera donné au secrétariat général, bureau des lois et impressions.

» J'ai l'honneur de vous saluer avec une parfaite considération.

» Le secrétaire général du ministère,

» V. VAUVILLIERS. »

AUTRE SOUSCRIPTION

DU MINISTÈRE DE L'INTÉRIEUR.

Paris, le 29 décembre 181 .

« *Le ministre de l'Intérieur, comte de l'Empire,*
A M. de Mercy, docteur en médecine.

» Monsieur,

» Je vous préviens que sur le rapport qui m'a été
fait de votre *Traduction des œuvres d'Hippocrate,*
j'ai décidé qu'il en serait pris deux cents exemplaires pour le compte de mon ministère, et au
prix de cinq francs le volume.

» Déjà deux volumes de votre ouvrage sont pu-
bliés. Vous pouvez en faire déposer, à la troisième
division de mes bureaux, deux cents de chacun
d'eux. Des mesures seront prises pour vous en
faire payer le prix.

» Vous déposerez de même les autres volumes
successivement, et dès qu'ils viendront à paraître.

» Recevez, Monsieur, l'assurance de mes sentimens distingués,

» MONTALIVET. »

C'est après tous ces témoignages honorables que le rédacteur de l'article Hippocrate, dans la *Biographie Universelle*, a pris sur lui de ne point me compter parmi les traducteurs français ; comme il a plu à quelques hommes fort étrangers à mes travaux, de se faire un mérite particulier de contester le jugement même de la société des professeurs de l'école de médecine de Paris, et d'effacer mon nom porté sur une liste de quinze membres des correspondans choisis par MM. les professeurs pour devenir associés résidens de leur société ! Ceux qui ont été élus avec moi, sont tous sans exception, maintenant nommés professeurs, ou agrégés à la Faculté, ou membres de l'Académie Royale de médecine : moi seul j'ai été soustrait à la justice distributive exercée envers mes collègues de la même école, par le ministre de l'intérieur, M. le comte de Corbière.

TABLE

ANALYTIQUE ET RAISONNÉE

DES MATIÈRES

CONTENUES DANS LES HUIT SECTIONS DES APHORISMES ET LES COMMENTAIRES.

A.

B.

D.

F.

G.

H.

I.

J.

L.

M.

N.

O.

P.

Paroxysmes. Comment on parvient à les reconnaître, I, 12. Voy. *Temps des maladies*. — Diète doit être la plus sévère, I, 11. — Ne point ordonner des médicamens violens pendant les-, mais dans l'intermission, 10, 20, 22. — Comment on juge de la fin des accès, II, 30. — Être très-réservé sur les vomitifs et les purgatifs, I, 24. —Donner la préférence à la saignée, I, 23. — Avoir égard à la vigueur ou à la violence de la maladie; cas où elle peut être ordonnée, avec le plus grand succès, I, 7, 8.—Dans les fièvres intermittentes : 1° Invasion; le froid ou frisson indique le type ou caractère particulier quotidien, IV, 63. — Tierçaire; pronostic, 43. — Quand mauvais, 61. — Mortel, 46. 2° Vigueur ou chaleur; 3° déclin et sueur.— Temps limité des crises, II, 24; IV, 36; VII, 38,—Symptôme de bile dans l'estomac, 17. — Dans les intestins, 20. — Quand faut-il agir par les saignées locales ou générales dans les fièvres compliquées de gastrite, IV, 65; de gastro-entérite, 66.—Fièvre tierce ordinaire se juge en sept accès, ou quatorze jours, 59.— Terme des maladies aiguës, II, 23; VII, 37. — 20 jours, catarrhe pulmonaire et fièvres aiguës, inflammatoires, nouvel aphorisme, II, 23. Voy. *Fièvre, Crise* et *Jours critiques*.

Parotides. Signes tirés du lieu affecté, IV, 31, 38, 39; de la douleur, II, 47. — Pronostic tiré des longues fièvres, IV, 44. — A la suite d'excès d'alimens, 45; ou d'humeurs impures non évacuées, II, 12. — Se résolvent par des urines épaisses, blanches, ou par l'hémorrhagie du nez, IV, 74; par des sueurs critiques, 36.

issue au pus, VII, 44, 45. — Pronostic tiré de la durée du crachement de-, dans l'empyème, V, 15; de la couleur du-, 44, 45. — Quand il y a une poche ou un kyste, VII, 45. — Ce qui annonce la rupture de l'abcès du poumon. Voy. *Vomique.* — Pronostic tiré de la présence du- dans la tête, VI, 10. — Dans le ventre, VII, 22. — Dans l'utérus, V, 47. — Dans les reins, V, 58. — Dans la vessie, IV, 86. — Dans un ulcère, est favorisé par la chaleur, V, 22. — Supprimé par le froid, 20. — Signe tiré de l'urine, IV, 74 et 31. — Précaution pour donner issue au pus, Voy. *Empyème.*

Pustules. — Larges; avec suppuration. Voyez *Exanthèmes.* — Ulcéreuses de la tête, V, 22. — Putrides, III, 20, 23. Voy. *Bubon.*

R.

Rage, VIII, 16. Voy. *Délire.*

Raison. Conduite rationnelle du médecin, II, 27, 52; du malade, 1, II, 33. —Absence de-. Voy. *Délire.*—Pronostic, VIII, 16.

Rapports. — Acides; pronostic, VI, 33. — Dans la lienterie, 1.

Rate. Maladies de la-; en quelle saison, III, 22. — Pronostic, VI, 43; VIII, 8, — La dysenterie est avorable, VI, 48.

Régime. — Varié suivant les âges, les sujets, les exacerbations et accès périodiques, I, 13, 14, 15, 16, 17 et 18; III, 3. — Un peu fortifiant, quand nécessaire, 1, 4, 5, 7 et 10. — Exact; en quel cas convient, I, 6, 7,

T.

U.

V.

Y.

FIN DE LA TABLE DE CONCORDANCE ET DE RAPPORT DES APHORISMES ET COMMENTAIRES.

ERRATUM de l'article Hippocrate de la *Biographie Universelle*, tom. xx, p. 416, Paris, 1817.

« Edition *grecque-française*, Paris, 1811-1815 ; 4 vol., in-12, ouvrage non terminé, et que continue son auteur, M. de Mercy, sans être arrêté par plusieurs critiques assez bien fondées. »

Lisez : Ouvrage près d'être terminé, « et que continue l'auteur, après y avoir été engagé par MM. les professeurs de la Faculté, et par la Société de l'Ecole de Médecine de Paris. Cette dernière l'a inscrit sur la liste de ses correspondans. » Voilà ce qu'un rédacteur impartial, ami de la vérité, devait savoir, lorsque déjà feu Bosquillon avait fait imprimer son rapport dans le *Journal général de Médecine*, cahier d'octobre 1813. Ne pouvait-il pas aussi invoquer le témoignage de l'illustre auteur de la *Nosographie philosophique*, qui a dit dans une note insérée dans le 1er vol. Paris, 1813 : «Je puis citer avec éloge la nouvelle traduction des *Prognostics* et *Prorrhétics* d'Hippocrate, de M. le docteur de Mercy. »

AUTRE ERRATUM.

Pour la *Biographie des Contemporains*, au nom de Mercy, médecin : *Traités d Régime dans les maladies aiguës, des Airs, des Eaux et des Lieux*, nouvelle traduction française avec le texte grec, dédiée à sa majesté Louis XVIII, Paris, 1818. On a omis la Dédicace et la première partie de l'ouvrage.

AUTRE ERRATUM.

Pour le *Journal de Paris :* j'aurais poursuivi en calomnie, devant les tribunaux, l'auteur anonyme qui a fait bassement accueillir par jalousie, une soi-disant critique des *Traités de Morale* d'Hippocrate, Paris, 1824, si le journal m'était tombé entre les mains dans les termes du délai prescrit par la loi. Un juste mépris est ici ce qu'il y a de mieux pour ne point m'abaisser à réfuter l'ignorance du soi-disant critique, qui n'a pas osé citer une seule phrase grecque à l'appui de ce qu'il a dit; tandis qu'il lui a fallu amalgamer plusieurs phrases françaises, arrangées à sa manière, pour pouvoir calomnier. Ce sont là les critiques assez bien fondées, que certains auteurs tout-à-fait étrangers à la langue grecque ont puisées dans d'autres journaux *ejusdem farinæ*, et que certainement ils ne peuvent citer pour appuyer d'autres calomnies, de leur propre suffrage. Pour moi, j'ai acquis le droit bien légitime de prouver combien les éloges que j'ai reçus sont bien fondés. Voyez la *Gazette littéraire de Goëttingen*, 1814-1818, nos 1840 et 1992.

ERRATA DES APHORISMES.

Aph. 18, SECT. v, le mot *cerveau* est omis.

L'Aph. 33 est ici le 34e.

Aph. 55. Les femmes enceintes, *lisez*, et *atteintes* de fièvres, accidentellement.

Aph. 56. Dans l'hémorrhagie utérine, les convulsions et le *hoquet*, *lisez*, la défaillance.

Une nouvelle sentence tient ici la place de l'Aph. 18, SECT. vii, qui est avant la table par supplément. Deux aph. sont ajoutés avant le n. 38; le 23, SECT. ii, y est rappelé, un autre l'a remplacé dans la iie SECTION, suivant l'édition de 1811 revue sur les manuscrits grecs.

L'Aph. 78 est composé de parties détachées, la suite, incohérente, a été supprimée comme une répétition inutile.

Aph. 12, SECT. viii. *Les mains froides*, ce mot est omis.

Les légères fautes d'impression ne méritent pas que j'en fasse mention.